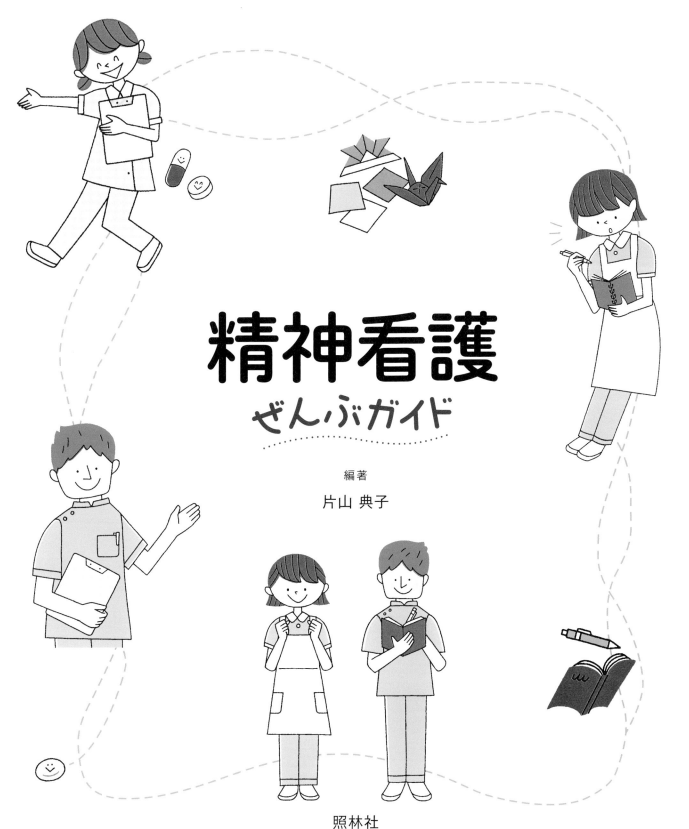

プチナース

精神看護
ぜんぶガイド

編著

片山 典子

照林社

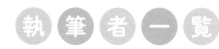

執筆者一覧

編著

片山典子
湘南医療大学大学院 保健医療学研究科・教授

執筆
（五十音順）

一柳理絵
創価大学 看護学部・助教

大胡晴香
東京純心大学 看護学部看護学科・講師

奥山聡子
横浜創英大学 看護学部・助教

小原良之
G. グレイス訪問看護ステーション・統括責任者／認知症認定看護師

陶山克洋
湘南医療大学 保健医療学部看護学科・講師

前川早苗
訪問看護ステーションあいさ・所長／精神看護専門看護師

渡部李菜
湘南医療大学 保健医療学部看護学科・助教／精神看護専門看護師

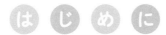

はじめに

　昨今の精神保健医療福祉をめぐる状況の変化は、これまでになく目まぐるしいものとなっています。精神保健医療福祉では多くの法律の改正や制度の変更があり、地域ケアの推進に向けて、おそらくこれまでの精神医療の流れのなかで最も変化した時期であったと思います。また、病床削減と精神病床の機能分化が推し進められ、入院医療の役割も問われています。しかし、「入院中心の医療から地域ケアへ」という大きな流れは、今後も変わることはないでしょう。一方、うつ病や自殺の増加、パーソナリティ障害や高齢精神障害の増加、ひきこもり、依存症など、国民の精神保健問題も多様化・複雑化してきています。こうしたなか、精神看護学実習は、精神科病院だけでなくさまざまな場面で精神看護に関する知識や技術が必要になってきています。

　看護を学ぶ看護基礎教育のなかで臨地実習は、大きな比重を占め、学生にとっては患者さんとのかかわりを通して、看護を提供する貴重な学びの機会です。しかし、精神看護学実習は、学生にとっては患者さんの病状や入院生活がイメージできず、実習のなかでも学生の不安が強い実習です。

　そこで本書では、精神看護学実習の前に理解してほしい内容として、精神看護学および実習の特徴、精神科病棟や入院する患者の特徴と注意点、こころに関する基礎知識を示しています。また、実習で出合うことが予測される精神疾患患者のアセスメントや検査・治療、精神症状・精神疾患に関する知識についても示しています。さらには学生の皆さんが、精神看護学実習がイメージできるよう実習中の心構えやコミュニケーションの基本に加え、精神疾患患者へのケアのポイント、主な精神看護に関係する法制度、社会資源などの知識もビジュアル中心に根拠も交えながら示しています。

　本書が精神看護の学びを支える書籍となることを願っています。

2024 年 4 月

編者　片山典子

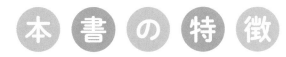

本書では、
精神看護実習に必要な基礎知識、
アセスメント項目、治療や疾患の知識、
看護ケアなどをぎゅっと凝縮してまとめました。
実習の事前学習はもちろん、
実習中も持ち運びたい1冊です。

この1冊で
精神看護に必要なことが
ぜんぶわかる!

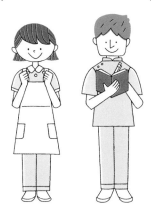

この本の使いかた

本書は、大きく6つのパートに分かれています。

Part 1

基礎知識

こころに関する基礎知識に加え、患者の特徴や病棟・病室の注意点など実習に行く前に知っておきたい知識をまとめました

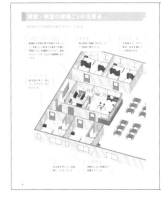

Part 2

アセスメント

セルフケアモデルを用いたアセスメント、患者を受け持つ際に役立つツールや検査を紹介します

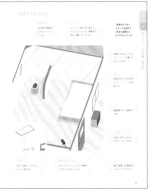

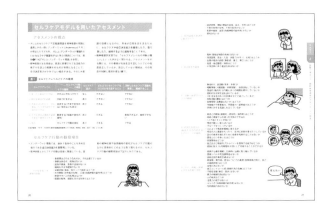

Part 3

治療方法

薬物療法、精神療法、リハビリ
テーション療法などを看護のポイ
ントを交えてまとめました

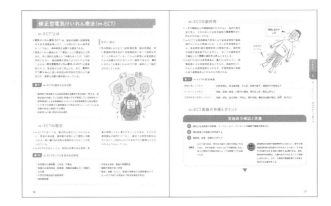

Part 4

精神症状・疾患

実習でよく出合う精神症状・疾患
を、重要な観察ポイントや対応の
ポイントを交えて解説しています

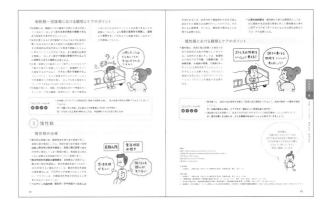

Part 5

ケア

実習中の心構えやコミュニケー
ションの基本に加え、精神疾患
患者へのケアについて、おさえ
ておきたいポイントを解説してい
ます

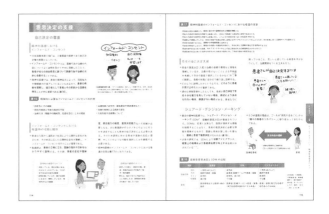

Part 6

法制度・社会資源

入院や行動制限など精神保健福
祉法の知識に加え、地域生活に
必要な社会資源について解説し
ています

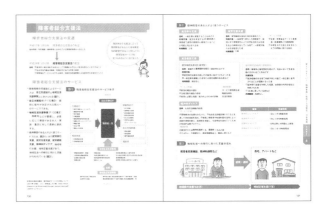

CONTENTS

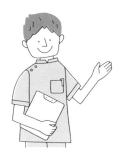

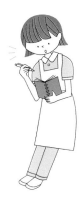

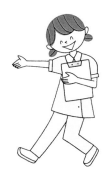

[装丁]ビーワークス
[本文デザイン・DTP]林 慎悟
[カバー・表紙イラスト]Igloo*dining*
[本文イラスト]Igloo*dining*、
まつむらあきひろ、日の友太、中村知史、
山口マナビ、コルシカ、さかたしげゆき、
かりた

Part 1

見てわかる！

精神看護の基礎知識

執筆 = 片山典子

精神看護実習の前に、
患者の特徴や病棟・病室の注意点などを理解しましょう！

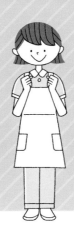

Contents

精神看護学の特徴

- 米国において、精神看護学はPsychiatric and Mental Health Nursingである。これを訳すと精神科と精神保健看護学ということになる。すなわち精神看護学は、精神科看護学と精神保健学の2つを包含した科目である（**表1**）。
- 精神看護学とは、精神障害者の看護ではなく、**心の問**題を抱えているあらゆる人々を精神的に援助し、サポートする活動である。また、健康者に対しての心の健康を維持できるようにする活動でもある。その範囲は、カプラン（Caplan, G.）[1]の**1次予防、2次予防、3次予防**の概念から分けて考えると理解しやすい（**図1**）。

表1 精神の健康概念のポイント

精神保健：狭義では精神障害やもろもろの精神的不健康を治療し、さらにはこれらを予防することである。広義では、人々の健康状態をいっそう健康な状態に向上させることである。生物学的（biological）、医学的（medical）、教育的（educational）、および社会的（social）な側面から **Well-being** を促進していくことである。

精神保健学（**Mental Health Nursing**）：精神医学上の診断はついていないが、誰でもが体験する不安や心配、あるいはライフサイクル上の葛藤に上手に対処していくことが必要な対象の看護

精神科看護学（**Psychiatric Nursing**）：精神医学的に ICD-10 や DSM-5-TR™ で精神疾患の診断がついた対象が必要な看護

図1 予防の概念

1次予防

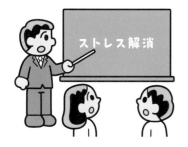

ストレス解消

精神疾患の発症原因の防止

2次予防

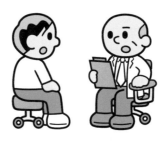

- 精神障害者の早期発見と早期治療
- なるべく早い時期に発見し、治療を開始することが強調されている

3次予防

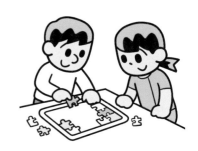

精神障害者に対する社会復帰の援助と再発防止
リハビリテーションの援助とともに、再発防止が重要

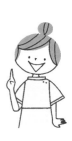

精神看護は
予防概念から分けて考えると
わかりやすいよ！

実習の目的

- 精神看護実践の目的は、**対象者その人の望む生活をその人らしく送れるよう援助すること**である。
- 精神看護学実習は、一連の対人プロセスを通して対象者の生活援助を行っていく点に特徴がある。つまり、援助プロセスにおいて、**自分自身を見つめる力や相手を共感的に理解する力**が重要となる。

実習に必要な知識・技術

- **表2**に示す精神看護学の知識と技術を用いて対象の生活にアプローチする必要がある（具体的には各Partを参照）。

表2 精神看護学の知識と技術

知識	技術
精神医学的知識：医学モデルに基づいた精神疾患や診断、治療方法に関する知識 ➡ **Part4**参照 **精神分析的知識**：こころの構造、対象関係論に基づく対象関係の発展、および精神療法に関する知識 ➡ **P.9**参照 **成長・発達理論の知識**：社会心理学的成長発達理論に関する知識 ➡ **P.12**参照 **リハビリテーションの知識**：リハビリテーション療法に関する知識 ➡ **Part3 P.44**参照 **精神保健に関する知識**：精神の保健・医療・福祉にかかわる諸制度やその歴史的変遷に関する知識、および偏見・スティグマの問題の認識 ➡ **Part6**参照	**コミュニケーション技術** ➡ **Part5 P.107**参照 **対象関係論の知識**：患者－看護師関係を発展させる技術 ➡ **Part5 P.102**参照 **アセスメント技術**：精神状態、薬物療法を含む治療法に関するアセスメント、日常生活能力、心理社会的反応に関するアセスメント ➡ **Part2〜4**参照 **感情をコントロールする技術** ➡ **Part5 P.105**参照 **ストレングスにはたらきかける技術** ➡ **P.15**参照

受け持つ患者の特徴

- 精神疾患患者は、人としては病気になる前となんら変わりない存在である。しかし、社会的には精神疾患という病気に対して、いまだに偏見が根強く、精神疾患患者は「特別な人」、時には何をするか予測がつかない「危険な人」とみられてしまうことが少なくない。また、患者自身だけでなく家族やその周囲の人たちも、**精神疾患を受け入れがたい**という特徴がある。
- 他者からは理解しがたい存在にみられやすいが、その人のコアとなる人格が変わるわけではない。
- 受け持ちの患者と対話し、一緒に行動して、病気による反応以外の健康的な部分にも触れて**全人的に理解**する必要がある。
- 精神疾患患者のなかには病識※がない患者も多く、特に統合失調症の患者では、病識がないことが特徴的である。ほとんどの患者で病識がなく、あったとしても病感までとなることが多い。統合失調症患者に病識がないのは、**現実検討能力の欠如が影響している**からといわれている。

病識のない人	病識のある人
「母はおかしいといいますが、声が聞こえるんです」	「自分でもおかしいと思うんですが、どうにもならないんです」
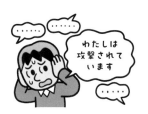	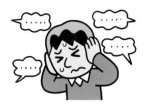

※**病識**（insight into disease）：病的な状態だと自覚・自認すること。「自分は病気ではない」と思っている場合もあれば、「自分は躁うつ病だ」「少しノイローゼ気味だ」といったように、納得できる病名を自身でつける場合もある。また、自分が病気であることを薄々感じていて、確信はできていない状態に関しては「病感」と呼ぶ。

病棟・病室の種類ごとの注意点

精神科の閉鎖病棟をのぞいてみる

スタッフステーション

看護師が情報収集や情報共有をしたり、患者さんに使用する薬剤や処置の準備をする。看護師だけでなく、医師やリハビリスタッフなどの他職種も出入りする

多床室

他の患者と視線が合わないつくりの部屋が増えている

デイルーム

作業療法などを行う場所。食堂を兼ねている場合もある

ナースコール

安全面を考え、短いコードかボタン式になっている

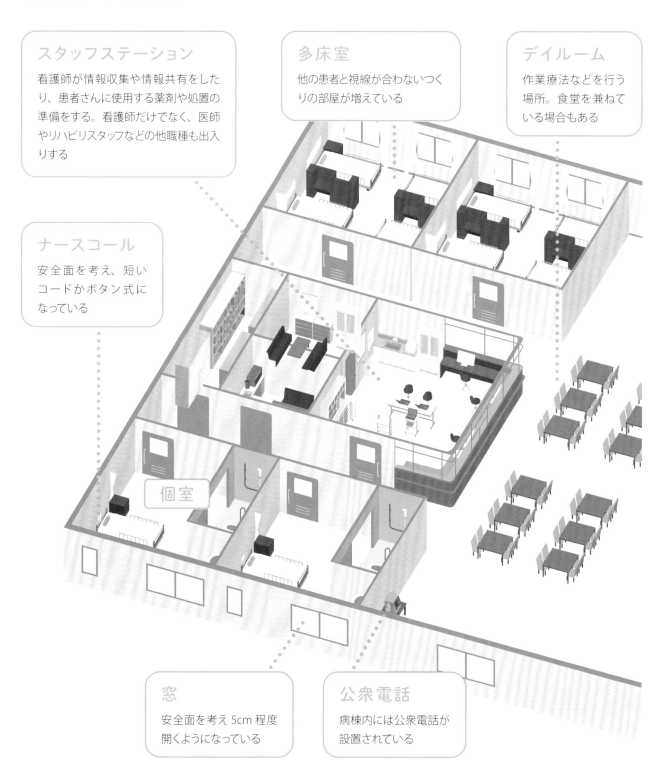

個室

窓

安全面を考え 5cm 程度開くようになっている

公衆電話

病棟内には公衆電話が設置されている

保護室を見てみる

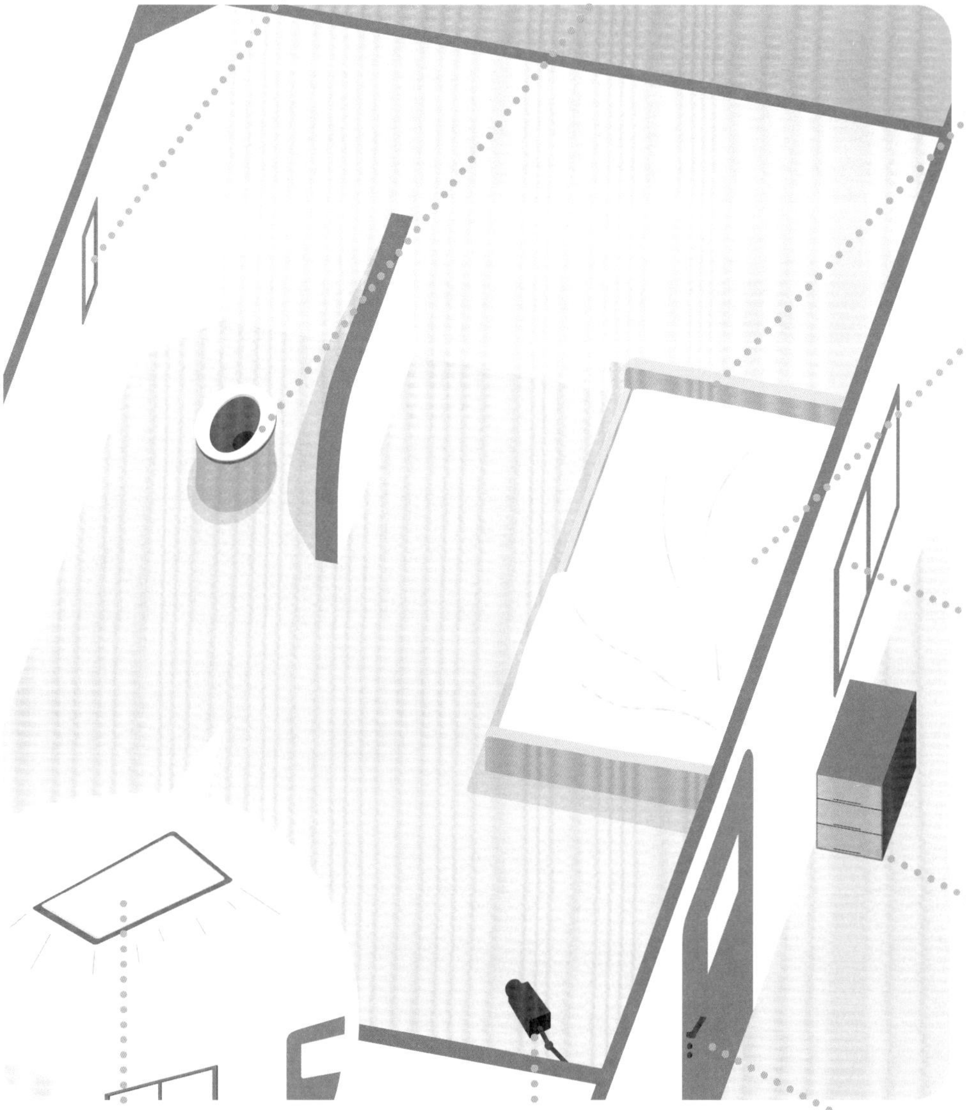

観察窓
排泄物の観察が
できるように
なっている

トイレ
ステンレス製が多く壊せない
ようになっている。便器内の
水は少量になっている

**患者だけでなく
スタッフも含めて
安全に配慮した
つくりになっている**

ベッド
危険行為防止のため
エアーベッドを導入す
ることがある

寝具
自殺予防のため包布
カバー、シーツは使
用しない

窓
観察廊下から観察で
きる

荷物ケース
私物は持ち込めない
のでケースに入れる

照明
天井に埋められており、
スイッチ等はない

観察用カメラ
スタッフステーションから観察
できるようになっている

扉
鍵で施錠（保護室内
にはドアノブはない）

機能による病棟の種類

● 精神科の病棟は厚生労働省で定めている基本診療料の施設基準等で定められており、**精神科救急急性期病棟、精神科急性期治療病棟、精神科救急・合併症病**棟、**精神療養病棟、認知症治療病棟**の5種類の病棟に分かれている（**表3**）。

表3 病棟の種類

種類	概要	施設基準
精神科救急急性期病棟	通称「スーパー救急病棟」。主として急性期の集中的な治療を要する精神疾患を有する患者が入院する精神病棟。	看護職員配置は看護師1名：患者10名と看護師数が多く、病棟の半数以上が隔離室・個室を整備している完全閉鎖による治療病棟。
精神科急性期治療病棟	通称「急性期病棟」。主として急性期の治療を要する精神疾患を有する患者が入院する精神病棟。	看護職員配置は看護師1名：患者13〜15名程度で、隔離室を整備している完全閉鎖による治療病棟。
精神科救急・合併症病棟	都道府県が定める救急医療に関する計画に基づいて運営される救命救急センターを有している病院。主として急性期の集中的な治療を要する精神疾患を有する患者が入院する精神病棟。	看護職員配置は看護師1名：患者10名と看護師数が多く、救急蘇生装置や呼吸循環監視装置等の身体疾患の治療をできる治療病棟。
精神療養病棟	長期入院を要する精神疾患を有する患者の入院治療を行う病棟。	看護職員配置は看護師1名：患者30名（看護師・看護補助者を併せる場合は患者15名）で、1病室6床以下の療養環境が提供できる病棟。
認知症治療病棟	急性期の集中的な治療を要する認知症患者の入院治療を行う病棟で、病棟にはデイルームや生活技能回復訓練室の設備等もある治療病棟。	看護職員配置は看護師1名：患者20〜30名で、認知症治療病棟入院料によって異なる。

開放病棟と閉鎖病棟

● 精神科病院では、開放度の違いにより2つの病棟に分けられる。1つは病棟の出入りが自由にできる構造の**開放病棟**と、もう1つは出入り口が常時施錠され、病院職員に解錠を依頼しない限り、入院患者が自由に出入りできない構造の**閉鎖病棟**である（**表4**）。

表4 開放病棟と閉鎖病棟の注意点

種類	概要	注意点
閉鎖病棟	患者の症状により行動がコントロールできず危険な状態になるのを防ぐため、出入り口が常時施錠され、病院職員に解錠を依頼しないかぎり、**患者が自由に出入りできない構造**となっている。	あくまでも**患者の安全を守るための環境**である。患者のなかには病棟の外に出たい気持ちが強く、扉が開くのを狙って飛び出そうとする場合もある。看護師は鍵のかかっている扉を開閉する場合には、患者の飛び出し行動に注意を払う必要がある。また、**閉鎖病棟は危険物の持ち込み**に注意が必要である。
開放病棟	開放病棟は、8時間以上施錠されていない病棟のことをいう。一般の病棟と同じように**出入りが自由にできる**。患者が冷静で安全な行動ができる場合は開放環境での入院生活を送ることができる。	開放病棟であっても患者の病状を常に把握することが大切である。特に、患者の症状や状態が変化して安全を守れない場合には、外出を一時制限することがある。また、閉鎖病棟、開放病棟にかかわらず、外出からの帰棟時に危険物、**薬物等の持ち物チェック**を行う場合がある。

入院する患者の特徴と注意点

● 入院にはそれまでの環境の変化、病気に対する不安、仕事や家族に対する心配、検査・治療などに対する不安などさまざまなストレスが発生する。なかでも、精神科の入院形態には特殊性があり、厚生労働省の令和4年度精神保健福祉資料630調査によると、処遇別在院患者の割合は、**任意入院48.5%**、**医療保護入院50.4%**、措置入院0.6%、その他の入院0.4%となっている[2]。

急性期・慢性期の患者の特徴

急性期	慢性期
特徴 急性期状態にあり生命の危険が脅かされている状態である。また、入院時は**自分の意思で治療を受けようと思って入院する患者は少ない**。特に、幻覚・妄想などの病的体験に支配され、措置入院・緊急措置入院・応急入院のような強制的な入院形態や医療保護入院のような非自発的な入院形態で入院する患者が多い。	**特徴** 慢性期にある患者は、再発を繰り返す重症で回復困難なケース、長期入院により退院への援助を受け入れられなくなってしまったケースが多く、**入院治療が長期になってしまう**ことがある。
ここに注意 入院時の患者や家族の訴えを**傾聴**し、状況を理解することが大切である。急性期の患者の多くは治療の必要性を理解することが難しい。特に病棟に鍵がかかることや、危険物の持ち込みが禁止されていることなどの特殊な環境を患者や家族が理解するまで時間を要する。入院初期から患者や家族に**繰り返し説明を行う**ことが重要である。	**ここに注意** 入院生活が長くなると、患者自らの行動が狭められていき、受動的な食事や入浴、ベッドメイキングなどの援助が多くなりがちである。そのため患者の役割行動や自発的なコミュニケーションの必要性がなくなり、主体性が損なわれてしまうことに注意が必要である。家族の支援や協力は弱体化し、退院の機を逸してしまう。長期入院となり行き場を失うと、**社会的入院者**となってしまう。

入院時の危険物管理

● 患者の入院時は、**危険物を所持していないか**患者の荷物を確認する。荷物の確認行為は**プライバシーを侵害する行為**にあたるため、患者と家族がその必要性について十分に納得できるように説明する。

● 症状によっては**自傷行為の可能性**があることや、病棟内での紛失によって、他の自傷行為のある患者の手にわたってしまう危険があることを説明する。患者の持ち物には、自己管理可能な物、看護師が預かり使用時に渡す物、自宅へ持ち帰ってもらう物などを話し合って決める。

● 女性患者の場合は、ストッキングでの**自殺企図の可能性**も高く、下着類の中にタバコやライター、刃物などを隠し持っていることがあるため、入院時ボディチェックを女性看護師が行う。

● 病棟内の所持品は、不必要に患者の生活に制限を課すことにならないように管理し、既往歴や入院時のエピソードを理解し、個別性を踏まえたケアを行う。

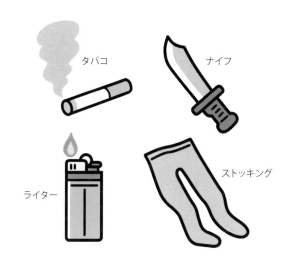

タバコ　ナイフ　ライター　ストッキング

慢性期の患者へのはたらきかけ

慢性期の自ら発信することがなくなった患者は、リハビリテーションプログラムを導入しても意欲がなく、動機づけが難しいために途中で挫折してしまうことが多い。プログラムを導入する前に「はたらきかけの段階」（図2）が必要になる。

慢性期の入院治療病棟では、**退院支援を視野に入れたリハビリテーション**が大切である（**表5**）。

図2 はたらきかけの段階

第1段階	第2段階	第3段階	第4段階
定期的な訪室を繰り返す	病院外で行動する	グループで活動する	外泊訓練をする

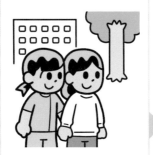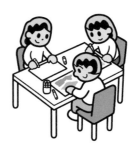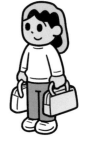

・患者のベッドサイドで**傾聴と共感**することを心がけ、根気よくはたらきかけるようにする。 ・定期的な訪室により、はじめは頑なになっている患者の心が、自分という存在に目覚め、少しずつ自分を語り始めるようになっていく。	・患者と1対1で散歩や買い物などをすることで、病院外に行動する力がついてくる。病院外での行動を広げていくと「○○へ行ってみたい」など今まであきらめていた希望がよみがえってくる。 ・多職種チームのカンファレンスを実施し、患者の病院外での行動を広げていく時期である。	・患者自身の希望がよみがえり、リハビリテーションを動機づけしやすい。作業療法、レクリエーション、芸術療法、社会生活技能訓練（SST*）などを導入できる。	・家族の受け入れが可能であれば、外泊を通して家族に現在の状況を理解してもらえる。また同伴者を伴って交通機関を利用することも退院への一歩となる。 ・家族の協力が得られない場合は、他職種の協力のもとケアホーム、グループホームなどの見学・試験外泊・申し込みと、退院と自立への援助を行う。

表5 リハビリテーションの視点

日常生活援助	**規則正しい生活**：症状の変化に気づきやすくなるため規則正しい生活を送るようにする。 入浴、洗濯、更衣、片づけ、買い物の練習 **交通機関利用の練習**：看護師と一緒にバスや電車などの交通機関を利用することから始め、1人で利用できるようにする練習。
服薬自己管理	**服薬自己管理モジュール**に参加する。 ・薬の正しい理解　　　　　・薬の効果と副作用を知る ・問題が起きたときの解決法　・相談の仕方 ・自己評価用紙の活用 **服薬指導**：個別指導や集団指導を通して薬にかかわる指導・相談を受ける。 服薬自己管理の練習

入院患者の退院支援

退院支援や退院促進は、厚生労働省の精神障害者退院促進支援事業とも関連し、精神科病院が社会的長期入院患者を含む入院患者を地域へ積極的に円滑に退院させることが目的である。そのためには病院で行っている退院支援プログラムが重要になる（詳しくはPART5 P.121「社会復帰のための支援」の項を参照）。

こころに関する基礎知識

自我の構造

- 精神分析の始祖である**フロイト**（Sigmund Freud）は、ヒステリー治療を通して、人のこころに**無意識**の領域があることを最初に見出し、無意識をも包含する**精神分析（深層心理学）**という心理学を体系化した。
- フロイトは、人のこころを「**意識**」「**前意識**」「**無意識**」の3領域に分けて考える「**局所論**」を提唱した。その後、局所論の理論を発展させて「**構造論**」（1923）を提唱し、こころの機能や構造を科学的に捉えようとした。

意識と無意識

- 無意識とは、たしかに存在するさまざまな感情や衝動が意識されない形に閉じ込められることによって、本来の姿ではない形にゆがめられたり、爆発したりという表現をとることで、その存在が照らし出される性質をもっている。
- 人のこころには、このほかに、常にその存在を意識できる「意識」、無意識ほどに深く抑圧されずに、意志をもてば意識することができる「前意識」があるとされる（**図3**）。

こころの構造論

- フロイトの構造論では、人間のこころは「**イド（エス）**」「**自我**」「**超自我**」の3領域に分かれており、その人のこころの状態を把握する手がかりとなる（**図4**）。

図3 こころの構造図

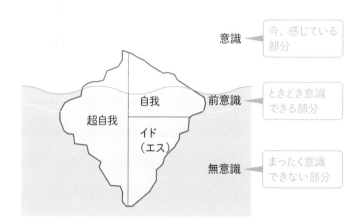

意識 ── 今、感じている部分

前意識 ── ときどき意識できる部分

無意識 ── まったく意識できない部分

超自我　自我　イド（エス）

図4 イド（エス）・自我・超自我の3領域

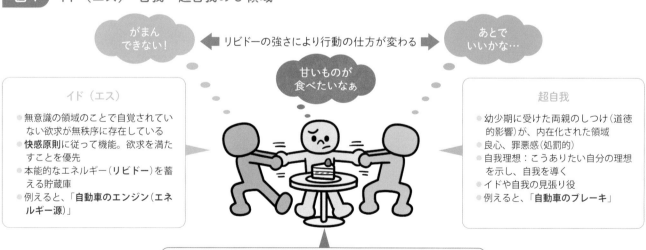

がまんできない！　←　リビドーの強さにより行動の仕方が変わる　→　あとでいいかな…

甘いものが食べたいなぁ

イド（エス）
- 無意識の領域のことで自覚されていない欲求が無秩序に存在している
- **快感原則**に従って機能。欲求を満たすことを優先
- 本能的なエネルギー（**リビドー**）を蓄える貯蔵庫
- 例えると、「**自動車のエンジン（エネルギー源）**」

超自我
- 幼少期に受けた両親のしつけ（道徳的影響）が、内在化された領域
- 良心、罪悪感（処罰的）
- 自我理想：こうありたい自分の理想を示し、自我を導く役
- イドや自我の見張り役
- 例えると、「**自動車のブレーキ**」

自我
- 状況を把握しながら判断し、社会に適応していくための機能
- 理性や分別をもつ
- 例えると、「**自動車のハンドル（運転者）**」

防衛機制

イド、自我、超自我の関係

- 中央に位置する自我は、下部に位置するイドからの欲求を抑え込んだり、上部に位置する超自我からの命令に応えたりするなどの調整役を担っている。
- 例えば、授業中に、強い眠気に襲われた場面では、イドからは「すぐに寝たい」という欲求が押し寄せ、超自我からは「授業中は寝てはいけない」という考えが出てくる。自我は、時と場合をふまえながら、そのまま少しがまんしたり、ちょっとした休憩を入れたりして対処しようとする（**図5**）。
- 自我が、イドと超自我の両者からの欲求を受けてどのような行動をとるかを判断するとき、意識のなかでは**葛藤**が起こっている。葛藤とは、**相反する複数の欲求や価値観がぶつかったときに起こる内なる戦い**である。

自我の防衛機制

- 人のこころのはたらきは複雑であるが、人それぞれ状況によってまったく異なっているように見えても、実はいくつかのパターンがあることが知られている。患者の言動が理解できないときに、**防衛機制**の考えが助けになる。防衛機制とは、自我が自らの機能を守るために無意識的に行う反応であり、**表6**に示すものがある。
- 例えば、さっきまであんなに怒りを表出していたのに、何事もないように振る舞う患者に戸惑うときは**抑圧**の概念で、あるいは患者との距離感がうまくつかめないときは**転移**や**退行**の概念で考えてみるとよい。
- 防衛機制を理解し、把握するだけでなく、患者が防衛機制をはたらかせてしまう葛藤や、患者に葛藤を生じさせている背景を考える。

図5 イド・自我・超自我の三層構造

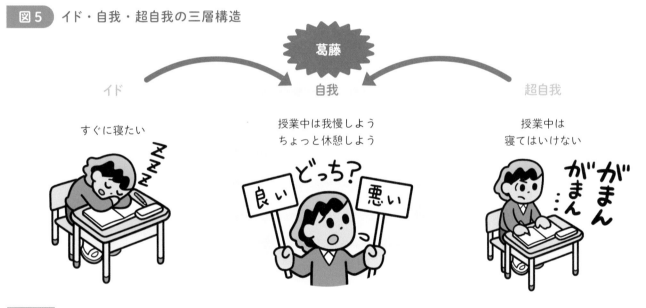

表6 防衛機制の種類

種類	概要	例
否認・抑圧	● 自我が脅かされたときに最も基本的に起こる ● 認めがたいほどつらいことが起こっているために、それが起こったことを認めないことや、なかったことにすることである。私たちの日常生活のなかでも比較的よく起こる	例）重い病気の病名告知の説明を受けた直後の患者や家族が「そんな説明は聞いていない」と怒る

種類	概要	例
投影	経験している感情や出来事を何らかの理由で自分に起こっていることとして受け止められず、他者が経験している感情と捉えて自分を納得させようとする	例)実際には自分が相手に対して不満があるのに「あの人は怒っている」「あの人は自分を嫌っている」と、あたかも「相手がそうなのだ」と思い込んでしまう
同一化	自分にない名声や権威を自分と関連づける行動を指す。受け入れられない現実や叶えられそうにない現実があるとき、権威のある他者を真似たりすることで、満足しようとする 自我感情を高めることにより外部の脅威に対抗したいという動機があるが、本人がそれを意識しているとは限らない	例)同郷の有名人を自慢するような行動であるが、病的な場合は誇大的内容をもつ血統妄想(自分が高貴な生まれだという妄想的確信)などとして現れることもある
退行	いったん心理的に成長した人が社会から期待されるよりも幼く振る舞ったり、年齢や社会的役割を明らかに逸脱した未熟な行動をとること。健康な人にも起こる 精神疾患の経過中に出現する母親などへの依存的な行動も、退行という視点で理解されることがある	例)排泄が自立していた幼児が、弟や妹が生まれて家族の関心が自分から離れると、再び失禁するようになる
合理化	思うように物事が運ばないときに、自分の能力が不足していると捉えるのではなく、自分が納得できるほかの理由をつけて自分の欲求と折り合いをつけようと理由づけをすることである 一種の自己欺瞞であり、日常生活でもよくみられる	例)自分をデートに誘ってくれなかった相手をけなして「デートに行かなくてよかった」と言う行動などが挙げられる
昇華	本来なら社会的に受け入れられにくい自分の本能的な衝動や欲動のはけ口として、仕事、芸術、スポーツなど文化的、社会的な価値を認められる活動で成果を上げることを指す	例)抑えられた性的欲求などを芸術などに向ける
転移	幼児期などの過去の対人関係から生じた欲求や態度に見出した特性を、現在の対人関係においてもつことをいう。好意的な**陽性転移**と、不快な**陰性転移**がある 看護師が患者から向けられた転移感情に対して、抱く転移感情を**逆転移**という	例)幼少期の母親に抱いた感情を看護師に抱く

ストレスとその対処

- **ストレス**とは、外部から刺激を受けたときに生じる情緒的緊張状態のことであり、原因はさまざまである（**表7**）。
- ストレスを受けている状態では、こころやからだ、日常の行動面に何かしらのストレスサインが出ている。ストレスサインは、**図6**のような不調として現れる。
- ストレスに直面したとき、それに対処するために個人がとる行動は**ストレスコーピング**である。
- **情動志向型コーピング**とは、気分転換を図ったり、人に話を聞いてもらうなどして、精神的な負担を軽くしようとすることである。しかし、問題を直視できず、逃避的な行動をとることもある。**問題解決志向型コーピング**とは、ストレスの根本的な原因に着目し、問題解決を積極的に行っていくことである。

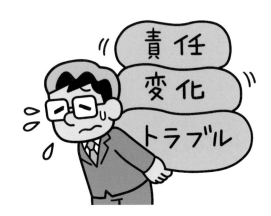

表7 ストレスの種類と原因

種類	原因
環境的要因	天候や騒音など
身体的要因	病気や睡眠不足など
心理的要因	不安や悩みなど
社会的要因	人間関係がうまくいかない、仕事が忙しいなど

図6 ストレスサイン

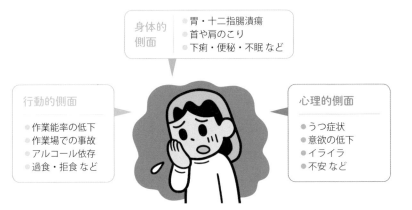

身体的側面
- 胃・十二指腸潰瘍
- 首や肩のこり
- 下痢・便秘・不眠 など

行動的側面
- 作業能率の低下
- 作業場での事故
- アルコール依存
- 過食・拒食 など

心理的側面
- うつ症状
- 意欲の低下
- イライラ
- 不安 など

危機への介入

- 人間は、強いストレスに直面すると**情緒的緊張**が生じる。情緒的緊張は不快なので、ストレス状況を解決しようとしてさまざまな試みが行われる。しかしその試みが失敗に終わると、どのように対処すればよいのかわからなくなって混乱してしまう。このような状況が**危機**である。
- 精神分析医のカプランによる危機モデルは、**精神障害の発病や再燃を危機と捉え**、状況的・発達的危機に直面する場合など広く活用されている。
- カプランは、危機を「人生の重要な目標を脅かすような障害に直面して、過去において習得した問題解決の方法によってはそれを乗り越えることができないときに引き起こされる一時的な状態」[3]と定義した。

危機の種類・プロセス

- 危機は、**発達的危機**と**状況的危機**の2種類に分類される。発達的危機は、人間の成長発達過程において乗り越えなければならない課題をうまく乗り越えることができない場合に陥る、心理的不均衡状態である。
- エリクソン（Erikson，E.H.）の**発達段階**を1つの段階から次の段階へ成長・発達する移行期は、**役割、機能、環境の変化などのさまざまなストレスにさらされる**ため、心理的不均衡状態に陥りやすいとしている（**図7**）。
- 状況的危機は、失業などの**社会的危機**や自然災害などの**偶発的危機**を含む予期しえない出来事によって身

体的、心理社会的に安定した状態を脅かすものである（図8）。

● カプランは危機の特徴を4つのプロセスで表している（図9）。

図7　エリクソンの人間の発達段階と発達課題・発達危機

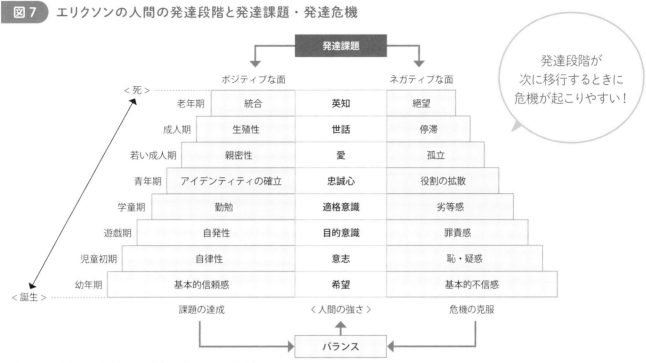

発達段階が次に移行するときに危機が起こりやすい！

岡堂哲雄ほか：患者ケアの臨床心理. 医学書院，東京，1978. より引用

図8　状況的危機の種類

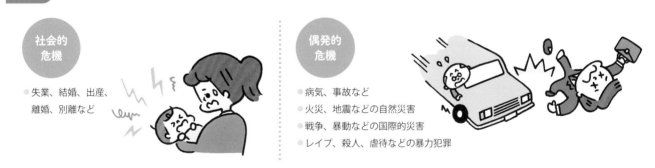

社会的危機
● 失業、結婚、出産、離婚、別離など

偶発的危機
● 病気、事故など
● 火災、地震などの自然災害
● 戦争、暴動などの国際的災害
● レイプ、殺人、虐待などの暴力犯罪

図9　危機状態のプロセス

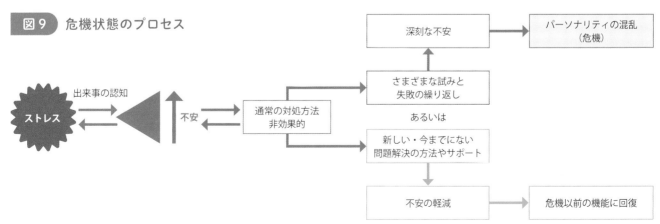

Elizabeth M. Varcarolis. Foundation of Psychiatric Mental Health Nursing A Clinical Approach Fourth Edition. Phyladelphia. USA. W.B.Saunders Company: 2002 : 618. より引用

危機の問題解決モデル

● アギュララ(Aguilera, D.C.)はストレスの多い出来事に遭遇した場合に、危機に陥るか否かは3つの要因が影響していると考え、モデルを示している(**図10**)。

● 人間はストレスの多い出来事に遭遇すると不均衡状態となり、均衡回復への切実なニーズがはたらく。

● 均衡の回復には、①出来事に関する現実的な知覚、②適切な社会的支持、③適切な対処機制の3つの要因が存在し、問題解決に至る。

● 3つの要因のうち1つ以上が欠けている、または弱い場合は、問題が解決されず不均衡状態が持続し、危機に陥るとしている。

図10 ストレスの多い出来事における問題解決決定要因の影響

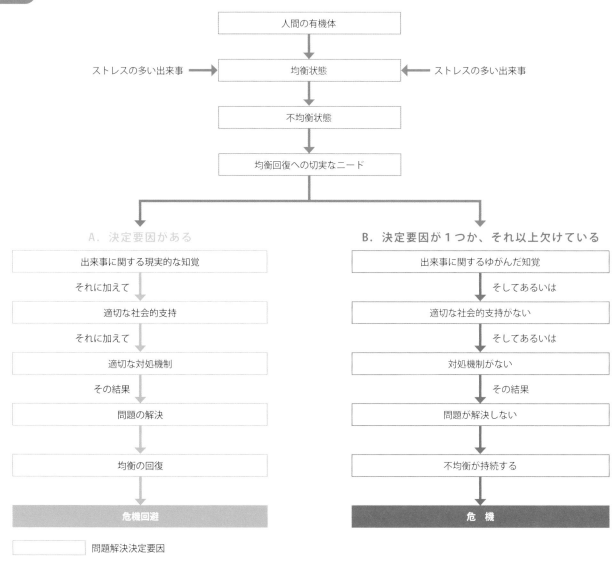

ドナ C.アギュララ 著，小松源助, 荒川義子訳：危機介入の理論と実際 医療・看護・福祉のために．川島書店，東京，1997：25. より引用

ストレングス

- **ストレングス**(strength)は「強み」と訳され、「**強みは対象者の誰もがもち、対象者をプラスに変化させていく力である**」[4]とされている。
- ストレングスモデルは、パワーレス状態にある精神障害者が、1人の人間として**リカバリー**(P.16参照)に向かうことができるようにサポートする支援モデルである。
- ストレングスモデルは、**精神障害者と支援者とのパートナーシップ形成**という関係性を基盤にして、精神障害者のストレングスを支援者が強化し、それを生かして、今後どのように生活していきたいのかを精神障害者とともに考え、計画立案、実践、評価するモデルである。
- ストレングスモデルには、6つの原則がある(**表8**)。

原則の使い方は、実践に迷ったとき、自分自身の実践や態度が、原則の方向性に沿っているかを確認することが推奨されている[5]。

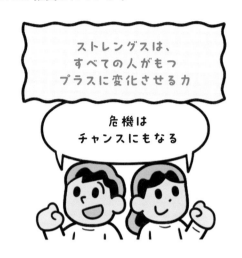

表8　ストレングスモデル6つの原則

原則1	対象者のリカバリーを信じること	リカバリーの途中には、対象者や看護師がともに「できないこと」に目を奪われ、絶望してしまう危険があるので、**悪循環に陥らないように原則1に立ち返る**。
原則2	欠陥ではなく「ストレングス」に焦点を当てること	ストレングスモデルは、見つけた欠陥や弱点を無視するのではなく、ストレングスにつながるものを優先して焦点化することで、**対象者の可能性に着目**する。
原則3	その人の暮らす周囲を「資源のオアシス」としてとらえる	個人だけでなく、環境のストレングスにも留意する。地域での精神障害者のリカバリー支援では、協力的ではないサービス担当者に、がっかりすることもある。しかし、対象者がその地域で暮らしていく以上、**地域から「その人のニーズに合った資源を獲得していく」**ことが大切である。
原則4	本人こそが、リカバリーの旅の監督であると意識すること	自分が受ける援助の方向性や内容を決定することは、対象者の権利である。ここで「監督」を意味するものは、「**本人のことを一番知っているのは本人**」ということである。リカバリーのめざすものはどこか、どんな「旅」にするか、つまり支援における自己決定の原則である。
原則5	看護師とその人の関係性を大切にすること	リカバリーが順調にいかない状況でも、**もちこたえることができる「関係性」**が必要となる。リカバリー支援を開始するには、対象者からパートナーとして安心して話ができるという信頼を得なくてはならない。まずは対象者がどんな経験をしてきた人か、どんな夢や希望をもっているのかを聴くことから関係づくりが始まる。
原則6	リカバリーの場は、その人自身が望む場であること	ラップらのリカバリーの原則の原文には、「**リカバリーの場は地域である**」[6]と断言されている。しかし、日本の入院治療の状況をみると、地域で大切な人・場を失ってしまった人や、病院の中でしか生きられない人もいるかもしれない。対象者の希望を育むこと、つまりストレングスを見出しつつ、リカバリーの始めの一歩から支援することが必要な場合もある。

ストレングスの4つのタイプ

- ストレングスには、**個人因子**(希望・能力・自信)と**環境因子**(資源・社会関係・機会)があり、**表9**の4つのタイプに分けられる。
- ラップらは、「患者の状況や過去の生活、そしてこれからの希望について、細部にわたる対話をして患者のストレングスを理解する」と述べ、希望を引き出す行動として**表10**を挙げている。このように、患者と家族のストレングスに焦点を当てて援助していくことが、患者と家族自身が**自ら問題を解決していく力を高めること**(**エンパワメント**)にもつながる。

表9　ストレングスの4つのタイプ

タイプ	具体例
性質・個人の性格	正直、思いやりがある、勤勉、親切、辛抱強い、ユーモアがある、意欲的、など
技能・才能	ギターを弾くのが上手、料理が得意、写真撮影が得意、掃除が丁寧、など
環境のストレングス	外部にあるもの、例えば人的な支援、家族、友人、ペット、車、自転車、支持的な信仰団体、仕事、安心感を得られる場所、教育、所有物、など
関心・熱望	音楽が好き、大型バイクや車の運転、コーヒーショップでくつろぐ、映画鑑賞、観劇、コンサートに出かける、魚釣りに行きたい、小旅行、など

表10　希望を引き出す行動

1. 思いやりのある助言を通して希望を育む
2. 患者を尊重して対応する
3. 肯定的側面に焦点を当てる
4. 成果と成功を祝う
5. 患者のために一緒にいる／そばを離れない
6. 患者が大切な目標に向かって取り組むように援助する
7. 選択の余地を勧める
8. 教育を勧める
9. 精神保健制度を超えて未来に目を向ける

C.A.ラップ，R.J.ゴスチャ 著，田中英樹 監訳：ストレングスモデル リカバリー志向の精神保健福祉サービス 第3版. 金剛出版，東京，2014：375-377. より引用

リカバリー

- リカバリーとは、直訳すると「**回復**」である。従来の医学で表現してきた「回復」とは、「症状がない状態」や以前の状態や機能に戻ることを指していた。しかし、近年のリカバリーの考え方は、**生活領域での発達や活動参加、社会的役割を伴う地域での意味ある生活**を含み、臨床的な回復と個人的リカバリーとが区別され(**表11**)、相互的な関係があるとされる[7]。
- リカバリーは当事者のものであるため、どのような道筋をたどるかは個別的なものであり、定められたステップはない。しかし、リカバリーを遂げた多くの人が経る段階をレーガンは4つの段階で説明した(**表12**)。
- 下記のリカバリーのプロセスとその考え方は、ストレングスモデルの原則ともつながっていて、重要なポイントである。

> **リカバリーの定義**
> - **リカバリー**とは、精神疾患をもつ人が、症状や障害が続いていても希望を抱き、自分の人生に責任をもって、意味ある人生を生きることを指す主観的な概念である[8]。
> - リカバリーの定義として、アントニー(Anthony, W. A.)は、**障害を抱えながらも希望や満足に満ちた人生を送るための新しい目的と意味をつくり出すプロセス**[9]としている。
> - 米国薬物乱用・精神衛生サービス局(SAMHSA)や米国保健福祉省(USDHHS)は、主体的な生活を送り潜在能力を最大限に発揮することを通した変化のプロセス[10]や住み、働き、学び、地域社会に完全に参加できるようになるプロセス[11]と定義している。

表11 リカバリー（回復）の定義の違い

臨床的な回復（clinical recovery）	専門家主導で症状や社会的機能の改善をめざす臨床的な回復
個人的リカバリー（personal recovery）	満足した人生を送るためのセルフマネジメントとしての個人的リカバリー

表12 リカバリーの4段階

第1段階	希望	● 自分が回復するイメージや、自分が具体的にどのようになりたいかというビジョンをもつようになるステップ
第2段階	エンパワメント	● 情報にアクセスができ、さまざまな場面で「選択」の機会をもち、「自分に今、どんなことができるか」ということに着目できるよう誰かから激励されるステップ ● 自分以外の誰かが、自分の可能性を信じていること、そのことを自分も知っていることが大切である。つまりエンパワメントとは、相互的なものであり、共同体験的なものである
第3段階	責任	● 何かにチャレンジしてみて、具体的な失敗から学ぶようになるステップ ● 自分が望んだことをしてみた結果の失敗という意味で、それは病気そのものやそれによる弊害への絶望とは違う。保護され、管理されているだけでは体験できないのがこのプロセス
第4段階	生活のなかの有意義な役割	● 病気とのかかわり以外の、現実の生活のなかでの役割をもつようになるステップ ● 役割をもつことが自ずと孤独を終わらせることになり、誰かとかかわっている実感がもて、「生きがい」を感じ始める

マーク・レーガン著，前田ケイ監訳：ビレッジから学ぶリカバリーへの道－精神の病から立ち直ることを支援する．金剛出版，東京，2005：28．を参考に作成

〈略語〉
＊【SST】Social Skills Training　＊【PMR】Progressive Muscle Relaxation

〈引用文献〉
1. G. カプラン著，新福尚武訳，河村高信ほか訳：予防精神医学．朝倉書店，東京，1970.
2. 厚生労働省「令和4年度精神保健福祉資料630調査」．https://www.ncnp.go.jp/nimh/seisaku/data/630.html（2023/7/24アクセス）
3. G. カプラン著，加藤正明監修，山本和郎訳：地域精神衛生の理論と実際．医学書院，東京，1968：23.
4. 北村隆子：対象者が持つ「強み」についての概念分析．人間看護学研究 2012；10：155-159.
5. 萱間真美：リカバリー・退院支援・地域連携のためのストレングスモデル実践活用術．医学書院，東京，2016：27-31.
6. G. カプラン著，新福尚武訳，河村高信ほか訳：予防精神医学．朝倉書店，東京，1970：67-86.
7. David R, Michal ME, Paul H: The relation between objective and subjective domains of recovery among persons with schizophrenia-related disorders. *Schizophr Res* 2011；131: 133-138.
8. Anthony, W. A.：Recovery from mental illness：the guiding vision of the mental health service system in the 1990s. *Psychosoc Rehabil J* 1993；16(4)：11-23.
9. Coodin S, Chisholm F: Teaching in a new key：Effects of a co-taught seminar on medical students' attitudes toward schizophrenia. *Psychiatr Rehabil Journal* 2001；24 (3)：299-302.
10. Substance Abuse and Mental Health Services Administration: SAMHSA's Working Definition of Recovery Updated. 2012, https://blog.samhsa. gov/2012/03/23/defintion-of-recovery-updated/#. Wh454NEUnlU (2017/6/15アクセス)
11. President's New Freedom Commission on Mental Health: Achieving the Promise; Transforming Mental Health Care in America. 2003.

〈参考文献〉
1. 吉松和哉，小泉典章，川野雅資 編：精神看護学Ⅰ　精神保健学　第6版．ヌーヴェルヒロカワ，東京，2015.
2. G. カプラン著，新福尚武訳，河村高信ほか訳：予防精神医学．朝倉書店，東京，1970.
3. 川野雅資編：精神看護学Ⅱ　精神臨床看護学　第6版．ヌーヴェルヒロカワ，東京，2015.
4. S. フロイト著，懸田克躬訳：改訂版フロイト選集9　ヒステリー研究．日本教文社，東京，2014.
5. 前田重治：図説 臨床精神分析学．誠信書房，東京，1985.
6. 萱間真美 編：パーフェクト臨床実習ガイド　精神看護　第2版．照林社，東京，2015.
7. 出口禎子，松本佳子，鷹野朋実 編：ナーシング・グラフィカ　精神看護学①　情緒発達と精神看護の基本　第4版．メディカ出版，大阪，2017.
8. President's New Freedom Commission on Mental Health．http://govinfo.library. unt.edu/mentalhealthcommission/reports/FinalReport/ downloads/downloads-1.html（2023/7/25 アクセス）
9. Torrey WC，Rapp CA，Van Tosh L，et al. ：Recovery principles and evidence-based practice：essential ingredients of service improvement. *Community Ment Health J* 2005；41(1)；91-100.
10. Whitley R，Palmer V，Gunn J：Recovery from severe mental illness. *CMAJ* 2015；187(13)；951-952.

本書に登場する主な略語一覧

略語	綴り	特徴
AA	Alcoholics Anonymous	アルコール・アノニマス
ADL	Activities of Daily Living	日常生活動作
ARP	Alcohol Rehabilitation Program	アルコール・リハビリテーション・プログラム
ASD	Acute Stress Disorder	急性ストレス障害
ATD	Alzheimer-Type Dementia	アルツハイマー型認知症
AUDIT	The Alcohol Use Disorders Identification Test	飲酒習慣スクリーニングテスト
BPSD	Behavioral and Psychological Symptoms of Dementia	行動・心理症状
CAGE	Cut down, Annoy, Guilty, Eye opener	アルコール依存症スクリーニングテスト
CT	Computed Tomography	コンピュータ断層撮影
CVPPP	Comprehensive Violence Prevention and Protection Program	包括的暴力防止プログラム
DARC	Drug Addiction Rehabilitation Center	回復支援施設
DAST	Drug Abuse Screening Test	薬物乱用スクリーニング検査
DBT	Dialectical Behavior Therapy	弁証的行動療法
DLB	Dementia with Lewy Bodies	レビー小体型認知症
DSM-5	Diagnostic and Statistical Manual of Mental Disorders-5	精神疾患の診断・統計マニュアル第5版
DV	Domestic Violence	ドメスティック・バイオレンス
ECT	electroconvulsive therapy	電気けいれん療法
EE	expressed emotion	感情表出
ERP	Exposure and Response Prevention	曝露反応妨害法
FTD	Front-Temporal Dementia	前頭側頭型認知症
GAF	Global Assessment of Functioning	機能の全体的評定
HDS-R	Hasegawa Dementia Scale-Revised	長谷川式簡易知能評価スケール
ICD-10	International Classification of Diseases-10	国際疾病分類 第10版
KAST	Kurihama Alcoholism Screening Test	久里浜式アルコール依存症スクリーニングテスト
m-ECT	Modified Electroconvulsive Therapy	修正型電気けいれん療法
MMSE	Mini Mental State Examination	ミニメンタルステート検査
MRI	Magnetic Resonance Imaging	磁気共鳴画像
NA	Narcotics Anonymous	ナルコティクス・アノニマス
NaSSA	Noradrenergic and Specific Serotonergic Antidepressant	ノルアドレナリン作動性・特異的セロトニン作動性抗うつ薬
NMDA	N-Methyl-D-aspartic Acid	N-メチル-D-アスパラギン酸
PD	Personality Disorder	パーソナリティ障害
PEAP	Professional Environmental Assessment Protocol	認知症高齢者への環境支援指針
PMR	Progressive Muscle Relaxation	漸進的筋弛緩法
PTSD	Posttraumatic Stress Disorder	心的外傷後ストレス障害
SDM	Shared Decision Making	協働的意思決定
SIADH	Syndrome of Inappropriate Secretion of Antidiuretic Hormone	バソプレシン分泌過剰症
SMARPP	Serigaya Methamphetamine Relapse Prevention Program	せりがや覚醒剤依存再発防止プログラム
SNRI	Selective Serotonin and Noradrenaline Reuptake Inhibitor	選択的セロトニン・ノルアドレナリン再取り込み阻害薬
SPECT	Single Photon Emission Computed Tomography	単一光子放射断層撮影
SSRI	Selective Serotonin Reuptake Inhibitor	選択的セロトニン再取り込み阻害薬
SST	Social Skills Training	社会生活技能訓練
TIC	Trauma-Informed Care	トラウマインフォームド・ケア
VaD	Vascular Dementia	血管性認知症

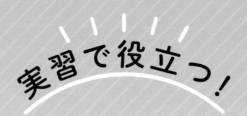

実習で役立つ！

精神疾患患者 の アセスメント・検査

執筆 = 片山典子

精神看護実習で患者を受け持つ際に役立つ
アセスメント項目や検査を紹介します。

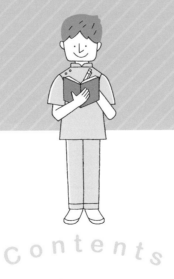

Contents

セルフケアモデルを用いたアセスメント

アセスメントの視点

- オレムのセルフケア不足看護理論を精神看護の実践に適用しやすい形にアンダーウッド（Underwood, P. R.）が修正したモデルを、**オレム-アンダーウッド理論**あるいは**セルフケア看護モデル**と呼ぶ（理論については、資料❸P.142「オレム-アンダーウッド理論」を参照）。
- 精神疾患がある患者は、疾患に影響されて生活能力の低下や生活上の経験そのものが未熟になることで、自己決定能力が十分でない場合がある。そのため看護の目標となるのは、患者が日常生活を送るために、**セルフケアや自己決定能力を獲得したり、取り戻したり、維持するように援助する**ことである。
- 精神看護学実習では、「セルフケアレベルの判断が難しい」といった声がよく聞かれる。アセスメントをする際には、その要素が社会生活を営むうえでどの程度自立しているか、自立していない領域は、その程度を判断し要因を探る（**表1**）。

表1 セルフケアレベルとケアの種類

セルフケアレベル	セルフケア行動の側面 / ケアの種類	セルフケア能力	どのようにセルフケアを行うのかを決定すること	決断したセルフケア活動を実施し、継続すること
1. まったく自分でできない	その人に代わって行う	なし	できない	できない
2. 絶えず声かけが必要	方向づけをする	あり	できない	できない
3. 声をかけられたり、少し手伝ったりすれば何とか自分でできる	支持する（不安や自信がない場合なども該当）	あり	できる	できない
4. ときに声かけ支持や承認をすると自分でできる	教育する（知識や技術の提供）	あり	できる	実施できるが、継続できない
5. 自立	セルフケア行動を強化	あり	できる	できる

任和子編著：プチナースBOOKS 領域別看護過程展開ガイド 第2版．照林社，東京，2022：188．より引用

セルフケア行動の観察項目

- アンダーウッド理論では、自分で自分のことを決める能力である**自己決定能力**を重要視している。
- 精神状態とセルフケア行動は密接に関連している。患者の精神状態や自我機能の変化がセルフケア行動のなかに具体的にどのような形で現れるのか、セルフケア行動の観察項目は下記のとおりである。

1. 十分な空気・水・食物の摂取	● 食習慣はどのようなものか、それは保てているか ● 食欲はあるか、偏食はないか ● 盗食や異食、拒食や過食がないか ● 極端なやせや肥満がないか ● 栄養状態（貧血、低タンパク血症）はどうか ● 水分摂取（水中毒の有無）、口渇（向精神薬の副作用）はどうか ● 飲酒やタバコの乱用はないか ● 服薬の有無、服薬に対する気持ちはどうか

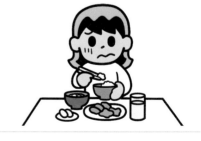

2. 排泄過程と排泄物に関するケア	● 排泄習慣、便秘(便秘の自覚、訴え、予防)はどうか ● 下剤の使用の有無、下剤の乱用がないか ● 失禁や頻尿、尿閉(向精神薬の副作用)がないか ● 嘔吐がないか	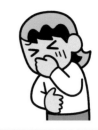
3. 個人衛生の維持	● 発熱(悪性症候群の有無)はないか ● 清潔習慣、更衣・入浴・洗面(ひげそり、化粧)はどうか ● 衣類や寝具の調節(季節感、暑さ、寒さ)はどうか ● 洗濯・身辺整理・掃除はどうか ● 不潔恐怖に伴う強迫行為はないか	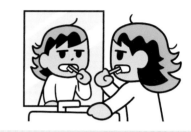
4. 活動と休息のバランスの維持	● 無為的か、過活動(多弁・多動)か ● 睡眠障害(入眠困難・早朝覚醒)、昼夜逆転していないか ● 強迫的(儀式的)な行動に多くの時間を費やしていないか ● 規則的な日常生活を送れているか ● 1日1日を自分なりの計画を立てて過ごしているか ● 余暇活動(趣味)はどうか ● 金銭管理(浪費癖はないか)はどうか ● 作業能力や家事能力、学習能力・就労能力はどうか ● 将来に対する見通しを立てているか	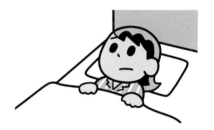
5. 孤独と人付き合い (孤独と人との付き合いのバランスの維持)	● 他者との関係(被害的・依存的・操作的)はどうか ● 他者と親密で心の通った交流ができるか ● 1人で過ごすことが多いか ● 特定の親しい友人はいるか ● グループをつくっているか ● 人によって態度を極端に変えるか ● 特定の人に敵意をもったり、反対に好意を寄せたりしているか ● 自分の欲求を満たすために他者を利用することはないか ● 異性とのつきあい方はどうか ● 家族関係はどうか ● 自己および他者のプライバシーを保持する能力はどうか ● 孤独に耐え1人の時間を大切にして内省することができるか	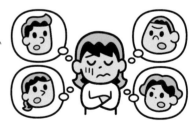
6. 生命・機能・健康に対する危険の予知	● 疾病や治療を理解し主体的に治療に取り組んでいるか ● 意識レベルや見当識障害はないか ● 自殺企図や希死念慮はないか ● 絶望感・無力感、自分についての表現(自尊感情の低下、自己の過剰評価)はどうか ● 自傷行為はないか ● 自己コントロール感(衝動行為の有無)はどうか ● 不穏な言動(暴言・怒声)はないか ● 暴力や破損行為はないか ● 火の始末はどうか ● 注意力の低下はないか ● ふらつき(向精神薬の副作用)はないか ● 性的逸脱行為がないか	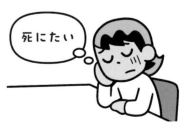

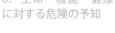

実習でよく使うアセスメントツール

- GAF*尺度は、機能の全体的評価といわれ、**病気による障害の程度**を判断する尺度である。
- GAFは**精神的に健康-不健康の連続線上にある患者の状態を客観的に判断**し、その経過を追う尺度として活用する。
- **具体的な点数のつけ方**：100点（機能水準が高い）から1点（低い）までのいずれかの点数（素点）をつけて評価する。情報がないときは0点とする。まずは一番下のジャンルに当てはまるかを判断し、当てはまらない場合は1つずつ上のジャンルに上げていき、特定の点数（素点）をつける（**表2**）。30点以下：重度、31～50点：中程度、51～70点：軽度、71点以上は障害とは判断しない。

表2 GAF（機能の全体的評定）尺度

100-91	広範囲の行動にわたって最高に機能しており、生活上の問題で手に負えないものは何もなく、その人の多数の長所があるために他の人々から求められている。症状は何もない。
90-81	症状がまったくないか、ほんの少しだけ（例：試験前の軽い不安）、すべての面でよい機能で、広範囲の活動に興味をもち参加し、社交的にはそつがなく、生活に大体満足し、日々のありふれた問題や心配以上のものはない（例：たまに、家族と口論する）。
80-71	症状があったとしても、心理的社会的ストレスに対する一過性で予期される反応である（例：家族と口論した後の集中困難）、社会的、職業的または学校の機能にごくわずかな障害以上のものはない（例：学業で一時遅れをとる）。
70-61	いくつかの軽い症状がある（例：抑うつ気分と軽い不眠）、**または**、社会的、職業的または学校の機能に、いくらかの困難はある（例：時にずる休みをしたり、家の金を盗んだりする）が、全般的には、機能はかなり良好であって、有意義な対人関係もかなりある。
60-51	中等度の症状（例：感情が平板的で、会話がまわりくどい、時に、恐慌発作がある）、**または**、社会的、職業的、または学校の機能における中等度の障害（例：友達が少ない、仲間や仕事の同僚との葛藤）。
50-41	重大な症状（例：自殺の考え、強迫的儀式がひどい、しょっちゅう万引する）、**または**、社会的、職業的または学校の機能において何か重大な障害（友達がいない、仕事が続かない）。
40-31	現実検討か意思伝達にいくらかの欠陥（例：会話は時々、非論理的、あいまい、または関係性がなくなる）、**または**、仕事や学校、家族関係、判断、思考または気分、など多くの面での粗大な欠陥（例：抑うつ的な男が友人を避け家族を無視し、仕事ができない。子どもが年下の子どもを殴り、家で反抗的で、学校では勉強ができない）。
30-21	行動は妄想や幻覚に相当影響されている。**または**意思伝達か判断に粗大な欠陥がある（例：時々、滅裂、ひどく不適切にふるまう、自殺の考えにとらわれている）、**または**、ほとんどすべての面で機能することができない（例：一日中床についている、仕事も家庭も友達もない）。
20-11	自己または他者を傷つける危険がかなりあるか（例：死をはっきり予期することなしに自殺企図、しばしば暴力的、躁病性興奮）、**または**、時には最低限の身辺の清潔維持ができない（例：大便を塗りたくる）、**または**、意思伝達に粗大な欠陥（例：ひどい滅裂か無言症）。
10-1	自己または他者をひどく傷つける危険が続いている（例：何度も暴力を振るう）、**または**最低限の身辺の清潔維持が持続的に不可能、**または**、死をはっきり予測した重大な自殺行為。
0	情報不十分

厚生労働省：GAF（機能の全体的評定）尺度. より引用 https://www.mhlw.go.jp/shingi/2003/11/dl/s1111-2a.pdf（2023/10/13 アクセス）

精神疾患の診断に用いる主な検査

生物学的検査

- 生物学的検査の主な目的は、精神症状を有する患者における**身体的問題の関与の有無**を知ることである。
- 精神疾患の診断には、**身体因**の検討が最初に行われる。

血液検査

- 精神科領域では身体科とは異なり、血液検査が病勢の評価や治療効果の判定に使われることは一般的に少なく、**表3**の場合に限られる。

脳波検査

- 大脳皮質に存在する神経細胞の電気活動を頭皮上の電極から導出したのが**脳波**である。
- 脳波は、脳神経細胞の過剰電気発射状態（てんかんな

ど）や意識障害などの**脳機能低下状態**の診断や評価に必須である。また睡眠ステージの判定にも不可欠である。
- **記録法**：患者の頭皮に21個の電極を装着する。
- **安静時脳波**：成人の正常脳波は、安静覚醒閉眼時に100μV以下のα波(8~13Hz)が基礎律動で、これに少数の速波が混じることが多い。徐波はほとんど出現しない。α波の出現は後頭部、次いで頭頂部で高く、開眼によって減衰する。これをαブロッキングという。
- **賦活脳波**：❶過呼吸賦活（3分間の過呼吸〈20~30回/分〉を行わせる方法）、❷光賦活（患者の眼前で比較的強い光を点滅させることで、正常では光刺激に同期して後頭部に律動波が観察される）、❸睡眠賦活（てんかんの検査では、睡眠賦活は必須の検査）である。

表3　血液検査の主な目的

目的	概要
薬物血中濃度の定期的なモニタリング	- 精神科領域で扱う薬剤には、**安全域が狭い**ものがいくつか存在している - 安全域が狭いとは、薬物の血中の有効治療濃度と致死量の濃度が近い薬剤のことで、気分安定薬の**炭酸リチウム**、**バルプロ酸ナトリウム**が該当する。使用する際は、定期的な血中濃度のモニタリングが必要である
薬物治療中の定期的な副作用のモニタリング	- **肝機能検査・腎機能検査**：精神科で用いる薬剤も、一般の身体科で扱う薬剤同様に、ほとんどが肝代謝・腎代謝のものであり、肝臓や腎臓に蓄積して毒性を発揮することがある - **低ナトリウム血症**：低ナトリウム血症をきたす原因として、水中毒とバソプレシン分泌過剰症(SIADH*)の頻度が高い※ - **糖・脂質代謝異常**：抗精神病薬、特に第二世代抗精神病薬のなかには、糖代謝異常や脂質代謝異常をきたしやすいものがあり、特に耐糖能異常についてはクロザピンやオランザピンは最もそのリスクが高い薬剤である - **顆粒球減少症**：クロザピンでは、顆粒球減少の副作用が報告され、重篤な場合は無顆粒球症($500/\mu$L以下)にいたる
内科疾患などの身体因に伴う精神症状の有無の精査	- 内科疾患のなかには、統合失調症によく似た精神病症状をきたす疾患（例：全身性エリテマトーデス、抗NMDA受容体抗体脳炎など）や、うつ病に似た抑うつ気分、意欲減退などをきたす疾患（例：甲状腺機能低下症、副腎不全、脳血管障害など）がある - 可能な限り精査を行い、内科疾患を除外する必要がある
精神科病棟入院中の合併症の検査	- 精神疾患のない患者同様に身体疾患に罹患する可能性はある

※抗うつ薬や気分安定薬はSIADHを引き起こす頻度が高く、疑った場合は被疑薬を中止して経過観察する必要がある。

画像検査

- 精神科領域では頭部画像評価を行うことが重要である。その目的は、第一に**脳器質性疾患の有無**を確認するためである。
- **頭部CT**：コンピュータ断層撮影法（CT*）は、脳にX線を直接照射し、脳領域を通過したX線量の情報をもとに画像を再構成する方法である。急性の経過で精神症状をきたす患者では、まず**脳出血などを除外するために**頭部CTを撮影することがある。

- **頭部MRI**：核磁気共鳴画像（MRI*）は、水素原子が磁場に影響を受けたときの動きを画像化する方法である。精神科領域では、精神症状が器質性に生じたものでないかの確認や、**認知症の精査**で使用することが多い。
- **脳血流SPECT**：単一光子放射断層撮影（SPECT*）は、人体に微量な単光子放射体を投与し、その放射能を体外で測定し、局所脳血流を測定する検査である。精神科臨床では、**認知症の早期診断や鑑別**に用いる。

心理学的検査

- 心理学的検査とは、**人間の心理**に関する検査である。具体的には、心理的な苦痛や困難さ、知能、パーソナリティ、精神発達、職業適性、運動能力（巧緻性）などの特徴を把握することができる。大別すると、知能・発達検査、人格検査、症状を測定する検査、作業検査がある。
- **知能・発達検査**：各検査が測定しようとしている「知

能」の定義や、その数値の意味合いは、各検査によって異なることに留意する（**表4**）。
- **人格検査**：人格検査とは、面接あるいは質問紙による検査により、その人の**パーソナリティ性格**を評価しようとするものである。人格検査は数多くあるが、大きく分けて質問紙法、投影法、作業検査法がある（**表5**）。

表4 代表的な知能検査

名称	特徴
田中ビネー知能検査	わが国の代表的な個別式知能検査の1つ。教育機関から保健所、病院などで利用され、2歳から成人までの一般知能を測定する。2003年に現代の子どもの発達に適した尺度に改め、「田中ビネー知能検査Ⅴ」に改訂された
ウェクスラー式知能検査	言語性、動作性、全検査の3つのIQに加え、言語理解、知覚統合などの群指数も測定できる子ども版（5〜16歳）のWISC-Ⅴが広く使われている。幼児版（7歳以下）のWPPSIもあるがあまり使われていない
K-ABC （Kaufman Assessment Battery for Children）	知的能力について、「認知処理能力」「継次処理能力」「同時処理能力」に分け測定する
グッドイナフ人物画知能検査 （DAM；Goodenough Draw-A-Man Test）	人物画を描いてもらい、50の採点項目より精神年齢を算出する。人を一人描いてもらうだけなので実施が簡便である
長谷川式認知症スケール（HDS-R）	認知症のスクリーニングテストとして広く使われている。5〜10分程度で実施可能であり簡便

萱間真美 編：精神看護 第2版. 照林社, 東京, 2015：63. を参考に作成

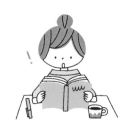

表5 主な人格検査

名称	特徴
ロールシャッハテスト	世界的に有名な、10枚のインクのしみが何に見えるかを被験者に自由に答えてもらう検査。回答の内容などから被験者の人格を分析する
TAT（絵画統覚検査）	ある場面の絵を見せ、それについて被験者に自由に語ってもらう検査
SCT（文章完成テスト）	「私の父は、」など短い発句を与え、それに続く文章を被験者に答えてもらう。具体的な内容が得られるため、その後の治療の手がかりになる内容を得ることができる
バウムテスト	1本の木を描いてもらうという簡便な検査。木の形態などから人格を分析する
H-T-Pテスト	家屋・樹木・人物を被験者に描いてもらい、その後一連の質問をする
風景構成法	1969年に中井久夫によって考案された。山や川などを画用紙に描いてもらう
内田クレペリン作業検査	簡単な一桁の足し算を1分毎に行を変えながら、休憩をはさみ前半と後半で各15分間ずつ合計30分間行う。全体の計算量（作業量）、1分毎の計算量の変化の仕方（作業曲線）と誤答から、受検者の能力面と性格や行動面の特徴を総合的に測定する

萱間真美 編：精神看護 第2版. 照林社, 東京, 2015：66. より引用し、一部改変

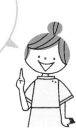

患者を理解するためには、患者の置かれている困難な状況を把握するためにいろいろな側面から総合的に判断する必要があります。

〈略語〉
＊【GAF】Global Assessment of Functioning
＊【SIADH】Syndrome of Inappropriate Secretion of Antidiuretic Hormone
＊【NMDA】N-Methyl-D-aspartic Acid
＊【CT】Computed Tomography
＊【MRI】Magnetic Resonance Imaging
＊【SPECT】Single Photon Emission Computed Tomography

〈参考文献〉
1. 福田正人 責任編集：精神疾患と脳画像. 中山書店, 東京, 2008：2-4.
2. 大熊輝雄 原著,「現代臨床精神医学」第12版改訂委員会 編：現代臨床精神医学 改訂第12版. 金原出版, 東京, 2013：123-129.
3. 塩見邦雄 編著：心理検査ハンドブック. ナカニシヤ出版, 京都, 1998.

災害時の精神看護

- 災害時の精神科病院の患者への対応や、被災者の心的外傷後ストレス障害などを支援するため、**災害派遣精神医療チーム（DPAT）**が整備されている。
- DPATは、被災地域の精神保健医療ニーズの把握、他の保健医療体制との連携、各種関係機関等とのマネジメント、専門性の高い精神科医療の提供と精神保健活動の支援活動を行うために専門的な研修・訓練を受けた多職種のチームである。
- DMATは医師や看護師、業務調整員(救急救命士や薬剤師など)で構成されており、災害の発生現場において、およそ災害発生から48 時間以内に活動を始める。
- 統合失調症やうつ病、てんかんなどは**投薬や治療の中断**、また、認知症や発達障害は**生活環境の変化**によって悪化する可能性があるので、注意が必要である。

精神症状に対するケア（発災後72時間まで）

❶ 落ち着かない患者や抑制の必要な患者には、できるだけ付き添う
❷ ケアの必要度の高い患者をナースステーションの近くに配置する
❸ 保護室が不足した際、優先順位の高い患者が日替わりで使用するなど工夫する
❹ 薬の確保が困難な場合、1日の服薬回数を減らして薬を切らさないことを選択する場合もある(医師の指示を受ける)
❺ 不安が強くこだわりの強い患者に対しては、ストレスや不安の軽減を図る
❻ 重症な患者やケアに困難を伴う患者を優先して、転院を検討する

日本精神保健看護学会：精神科病院で働く看護師のための災害時ケアハンドブック. 2015：14. より引用
http://www.japmhn.jp/doc/150928.pdf（2024/3/7アクセス）

> 精神障害者は
> 災害により病状が悪化して
> しまうことがあるので
> 支援するときは、
> 不安を軽減させることが
> 大切です！

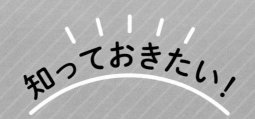

知っておきたい！

精神疾患の治療方法

執筆 = 片山典子、渡部李菜

精神看護実習で患者を受け持つ際に役立つ
薬物療法をはじめとする主な治療方法のポイントを紹介します。

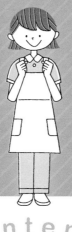

Contents

薬物療法

薬物療法のポイント

- 医療者は薬物療法の**メリット**を強調してしまいがちだが、患者は**デメリット**に目が向きやすい。
- 病識の欠如や精神症状によって、自己判断で服用を中断したり、拒薬したりする場合がある。
- 患者への正しい知識の提供や確認によって、**服薬アドヒアランス**※を高めていけるよう支援する。また、薬の効果や副作用の評価だけでなく、患者の主観的な薬物体験（**飲み心地**）にも配慮する。
- 最近では「患者の価値観や信念、ライフスタイルに医療

が**調和**していくことで患者の意思決定を支援する」という**コンコーダンス**の考え方が重視されている。

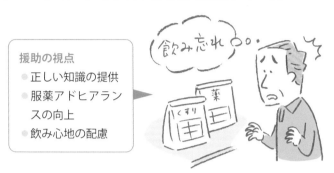

援助の視点
- 正しい知識の提供
- 服薬アドヒアランスの向上
- 飲み心地の配慮

※**服薬アドヒアランス**：服薬について理解と納得のうえで治療に主体的にかかわること。

抗精神病薬

- 抗精神病薬は主に**統合失調症の適応**であり、**定型（第一世代）抗精神病薬**と**非定型（第二世代）抗精神病薬**に分類される（**表1**）。
- 統合失調症の陽性症状は中脳辺縁系のドパミン過剰が原因と考えられており、特に定型抗精神病薬は**ドパミン受容体遮断作用**が強い。一方で、中脳辺縁系以

外のドパミン経路も遮断してしまうため、副作用を生じやすい。
- 非定型抗精神病薬は、いくつかの受容体に選択的に作用することで陽性・陰性症状に効果を示し、副作用の発現を抑えられるため、抗精神病薬の第一選択とされることが一般的である。

看護の ポイント
- 抗精神病薬には、錠剤・散剤以外に液剤、口腔内崩壊錠、注射剤、持効性注射製剤（デポ剤）※、経皮吸収型製剤等の特徴的な剤形があり、**患者の生活スタイルや服薬アドヒアランスに合わせて**選択される。

※**持効性注射製剤（デポ剤）**：一度の注射（筋肉注射）で長期間効果を現す性質をもつ抗精神病薬。おおむね1か月程度効果が持続し、内服を忘れがちな患者や就労上決まった時間に服薬をすることが難しい患者に使用する。ただし、効果消失まで時間がかかるため副作用が出現した際に対処が難しい。

表1 主な抗精神病薬

適応	●統合失調症　●精神病性うつ病、治療抵抗性うつ病　●双極性障害　●その他（トゥレット症候群など） ●統合失調症以外の疾患による幻覚妄想状態、不穏興奮状態（せん妄など）

＜定型（第一世代）抗精神病薬＞

- **定型抗精神病薬共通の副作用**：錐体外路性副作用、高プロラクチン血症

種類	一般名	商品名	主な副作用	禁忌
フェノチアジン系抗精神病薬	クロルプロマジン	クロルプロマジン塩酸塩、コントミン、ウインタミン	【フェノチアジン系に多い副作用】 ●抗アセチルコリン作用による口渇、便秘、排尿障害、**認知機能障害** ●α1アドレナリン受容体遮断作用による起立性低血圧、**過剰鎮静**	【フェノチアジン系に共通の禁忌】 ●皮質下部の器質性脳障害 脳炎、脳腫瘍、頭部外傷後遺症等では高熱反応を起こす危険
	レボメプロマジン	レボトミン、ヒルナミン		
	フルフェナジン	フルメジン		

種類	一般名	商品名	主な副作用	禁忌
フェノチアジン系抗精神病薬	ペルフェナジン	ピーゼットシー、トリラホン	【フェノチアジン系に多い副作用】 ●抗アセチルコリン作用による口渇、便秘、排尿障害、**認知機能障害** ●α1アドレナリン受容体遮断作用による起立性低血圧、**過剰鎮静**	【フェノチアジン系に共通の禁忌】 ●皮質下部の器質性脳障害 　脳炎、脳腫瘍、頭部外傷後遺症等では高熱反応を起こす危険
	プロクロルペラジン	ノバミン		
	プロペリシアジン	ニューレプチル		
ブチロフェノン系抗精神病薬	ハロペリドール	セレネース		【ブチロフェノン系に共通の禁忌】 ●パーキンソン病 　ブチロフェノン系抗精神病薬は強いドパミン受容体遮断作用をもっているので、ドパミン神経伝達低下が原因で生じるパーキンソン病を著しく悪化させる ●重症心不全 　心筋に対する障害作用や血圧降下の報告がある
	ブロムペリドール	ブロムペリドール		
	スピペロン	スピロピタン		
	チミペロン	トロペロン		
ベンズアミド系抗精神病薬	スルトプリド	バルネチール	【ベンズアミド系共通】 自律神経系の副作用は少ない	重症心不全、パーキンソン病、器質性脳障害
	スルピリド	ドグマチール	錐体外路症状は**少ない**、高プロラクチン血症が多い	褐色細胞腫
	ネモナプリド	エミレース		パーキンソン病
	チアプリド	グラマリール		

＜非定型（第二世代）抗精神病薬＞

● **非定型抗精神病薬共通**：非定型抗精神病薬では錐体外路症状は少ない

種類	一般名	商品名	主な副作用	禁忌
セロトニン・ドパミン拮抗薬（SDA）	リスペリドン	リスパダール	高用量ではアカシジアなどの錐体外路症状、高プロラクチン血症を起こす	
		リスパダールコンスタ		クロザピン投与中
	パリペリドン	インヴェガ、ゼプリオン	ゼプリオンで死亡例の報告がある	クレアチニンクリアランス50mL/分未満
	ペロスピロン	ルーラン		
	ルラシドン	ラツーダ		**アゾール系抗真菌薬、HIVプロテアーゼ阻害薬投与中** CYP3A4を誘導する薬剤投与中
ドパミン・セロトニン拮抗薬（DSA）	ブロナンセリン	ロナセン		**アゾール系抗真菌薬、HIVプロテアーゼ阻害薬投与中**
多元受容体作用抗精神病薬（MARTA）	オランザピン	ジプレキサ	糖尿病・肥満	糖尿病
	クエチアピン	セロクエル	糖尿病・肥満、眠気	糖尿病
	アセナピン	シクレスト	肥満、眠気	重度の肝障害
	クロザピン	クロザリル	無顆粒球症、心膜炎、高血糖、てんかん発作など。錐体外路症状は**生じない**	クロザリル患者モニタリングサービス（CPMS）に登録した医療機関のみで使用のこと
ドパミン受容体部分作動薬（DPA）	アリピプラゾール	エビリファイ	副作用は少ないが、アカシジアを起こすことあり。高プロラクチン血症は生じない	
セロトニン・ドパミンアクティビティモジュレーター（SDAM）	ブレクスピプラゾール	レキサルティ	高血糖、体重増加。**アリピプラゾールと比較してアカシジアなどの錐体外路症状は少ない**	

抗うつ薬

- 抗うつ薬は、**うつ病や抑うつ気分を改善**する。うつ症状にはノルアドレナリンとセロトニンが関与しており、抗うつ薬にはそれらの神経伝達物質を増やすはたらきがある。
- 種類として、三環系、四環系、選択的セロトニン再取り込み阻害薬（**SSRI**[*]）、選択的セロトニン・ノルア

ドレナリン再取り込み阻害薬（**SNRI**[*]）、ノルアドレナリン作動性・特異的セロトニン作動性抗うつ薬（**NaSSA**[*]）がある（**表2**）。
- SSRIはうつ病以外に、強迫性障害や不安障害にも適応される。

看護のポイント
- 三環系、四環系は**抗コリン作用**による副作用に注意する。
- 投与量の急激な減量により、頭痛、易刺激性、睡眠障害など離脱症状が現れることがあるので、徐々に減量する。これらの症状が出たときは怠薬の有無を確認する。

表2 主な抗うつ薬

適応	● 大うつ病性障害、うつ状態　● 夜尿症（三環系抗うつ薬）　● 強迫性障害、不安障害（SSRI） ● 慢性疼痛（三環系抗うつ薬、SNRI）

種類	一般名	商品名	主な副作用	禁忌
第一世代抗うつ薬 （すべて三環系抗うつ薬）	イミプラミン	トフラニール	**【第一世代抗うつ薬共通の副作用】** ● 抗アセチルコリン作用による口渇、便秘、排尿障害、**認知機能障害** ● α1アドレナリン受容体遮断作用による起立性低血圧 ● 心電図異常	**【第一世代抗うつ薬共通の禁忌】** ● 緑内障 　第一世代抗うつ薬は抗コリン作用が強く、眼圧上昇を起こし緑内障を悪化させる ● 心筋梗塞回復初期 　第一世代抗うつ薬にはキニジン様作用があり、心筋梗塞で生じる房室ブロックを悪化させる ● 尿閉 　第一世代抗うつ薬は抗コリン作用が強く、排尿筋収縮が阻害され尿閉を悪化させる
	アミトリプチリン	トリプタノール		
	クロミプラミン	アナフラニール		
	ノルトリプチリン	ノリトレン		
	トリミプラミン	スルモンチール		
第二世代抗うつ薬 （三環系抗うつ薬、四環系抗うつ薬など）	アモキサピン	アモキサン	**【第二世代抗うつ薬共通の副作用】** ● 第一世代抗うつ薬よりも副作用が少ない **【アモキサピンの副作用】** ● 錐体外路症状	緑内障、心筋梗塞回復初期
	マプロチリン	ルジオミール	薬疹、けいれん発作	緑内障、心筋梗塞回復初期、尿閉
	ロフェプラミン	アンプリット		緑内障、心筋梗塞回復初期
	ドスレピン	プロチアデン		緑内障、心筋梗塞回復初期、尿閉
	ミアンセリン	テトラミド		
	セチプチリンマレイン酸塩	テシプール		
	トラゾドン	デジレル、レスリン		
選択的セロトニン再取り込み阻害薬（SSRI）	フルボキサミンマレイン酸塩	ルボックス、デプロメール	**【SSRI共通の副作用】** ● セロトニン症候群、退薬症候 **【フルボキサミンマレイン酸塩の副作用】** ● 悪心、嘔吐	**【SSRI共通の禁忌】** ● ピモジド投与中 　SSRIは肝薬物代謝酵素CYP3A4を阻害し、ピモジドの毒性を増加させる危険がある **【フルボキサミンマレイン酸塩の禁忌】** ● チザニジン、ラメルテオン投与中
	パロキセチン	パキシル	若年者で自殺を誘発する危険性	
	セルトラリン	ジェイゾロフト		
	エスシタロプラム	レクサプロ		先天性QT延長症候群

（主な抗うつ薬 つづき）

種類	一般名	商品名	主な副作用	禁忌
選択的セロトニン・ノルアドレナリン再取り込み阻害薬（SNRI）	ミルナシプラン塩酸塩	トレドミン		尿閉
	デュロキセチン	サインバルタ	胃腸症状、不眠	高度の肝・腎障害、閉塞隅角緑内障
ノルアドレナリン作動性・特異的セロトニン作動性抗うつ薬（NaSSA）	ミルタザピン	リフレックス、レメロン	眠気、食欲増加	

抗不安薬

- **不安障害**以外にも、統合失調症やうつ病等に伴う**不安・緊張・焦燥を改善する**ために使用される。
- 抗不安薬のほとんどは**ベンゾジアゼピン系**である。ベンゾジアゼピン系は、抗不安作用以外に睡眠作用、抗けいれん作用、筋弛緩作用を併せもっているが、**依存を形成しやすい**というデメリットがある（**表3**）。
- 非ベンゾジアゼピン系としては、セロトニン受容体への刺激作用があるタンドスピロンがある。不眠や過緊張が伴わない不安に対しては、タンドスピロンが選択される。

看護のポイント
- 投与中止によりけいれん発作、せん妄などの離脱症状が現れることがあるので、徐々に減量する。

表3 主な抗不安薬

適応	● 不安障害　● 心身症の身体症候、不安、緊張　● 麻酔前投薬（ベンゾジアゼピン系薬） ● 精神疾患に伴う不安・緊張　● アルコール依存症の離脱症状（ベンゾジアゼピン系薬）

種類	一般名	商品名	主な副作用	禁忌
ベンゾジアゼピン（BZ）系抗不安薬	クロルジアゼポキシド	コントロール、バランス	【ベンゾジアゼピン（BZ）系抗不安薬共通の副作用と注意点】 ● 薬物依存、ふらつき、眠気、アルコールとの併用で作用が増強する ● 精神運動機能に影響するので車の運転、機械操作を避ける	【ベンゾジアゼピン（BZ）系抗不安薬共通の禁忌】 ● 急性閉塞隅角緑内障 弱い抗コリン作用により眼圧上昇の危険があるとされる ● 重症筋無力症 ベンゾジアゼピン系薬は筋弛緩作用があり、症状悪化をきたす
	ジアゼパム	セルシン、ホリゾン		リトナビル投与中 注射薬禁忌：**ショック、昏睡、バイタルサインの悪い急性アルコール中毒患者**
	オキサゾラム	セレナール		
	クロキサゾラム	セパゾン		
	ブロマゼパム	レキソタン		
	ロラゼパム	ワイパックス		
	メダゼパム	レスミット		
	クロラゼプ酸ニカリウム	メンドン		リトナビル投与中
	フルジアゼパム	エリスパン		

（主な抗不安薬 つづき）

種類	一般名	商品名	主な副作用	禁忌
ベンゾジアゼピン（BZ）系抗不安薬	メキサゾラム	メレックス		
	アルプラゾラム	コンスタン、ソラナックス		HIVプロテアーゼ阻害薬（リトナビル等）投与中
	フルタゾラム	コレミナール		
	フルトプラゼパム	レスタス		
	ロフラゼブ酸エチル	メイラックス		
	クロチアゼパム	リーゼ		
	エチゾラム	デパス		
セロトニン1A受容体刺激薬	タンドスピロンクエン酸塩	セディール	副作用は少ない	禁忌なし
ヒスタミンH₁受容体拮抗薬	ヒドロキシジン	アタラックス		

気分安定薬

● 双極性障害の**躁状態改善**や**再発予防効果**がある。種類として、カルバマゼピン、バルプロ酸ナトリウム、**炭酸リチウム**等がある（**表4**）。

● 服薬の不遵守があると、薬剤の反応性が落ちたり、症状再燃を誘発したり、かえって病状が悪化する。

看護のポイント
● 炭酸リチウムは、治療に適した血中濃度の治療域が狭いため、**定期的な血中濃度測定**が推奨されている。
● 脱水を起こさないように意識的な水分補給を指導する。

表4 主な気分安定薬

適応	● 双極性障害

種類	一般名	商品名	主な副作用	禁忌
気分安定薬	炭酸リチウム	リーマス	血中濃度の上昇による中毒症状	てんかん、心疾患、腎障害、食塩制限中、妊娠
抗てんかん薬	カルバマゼピン	テグレトール	薬疹、眠気、ふらつき、SIADH*（抗利尿ホルモン不適合分泌症候群）	重篤な血液障害、高度の徐脈
	バルプロ酸	デパケン、セレニカ	薬疹、高アンモニア血症を伴う意識障害	重篤な肝障害、妊娠、カルバペネム系抗生剤投与中
	ラモトリギン	ラミクタール	皮膚粘膜眼症候群、中毒性表皮壊死融解症などの重篤な皮膚障害	

睡眠薬

● 睡眠薬にはバルビツール系と**ベンゾジアゼピン系**があるが、ベンゾジアゼピン系のほうが多く使用されている。

● 血中濃度半減期によって「超短時間作用型」「短時間作用型」「中間作用型」「長時間作用型」の4つに分けられ

る（**表5**）。

● 抗不安薬同様にベンゾジアゼピン系睡眠薬は**依存を形成しやすい**という問題があるため、その代わりに非ベンゾジアゼピン系が選択されることも多くなっている（**表6**）。

**看護の
ポイント**
● ふらつきや転倒が起こりやすいので、覚醒後の移動には注意する。
● 投与中止によりけいれん発作、せん妄などの離脱症状が現れることがあるので、徐々に減量する。

表5 血中濃度半減期による睡眠薬の分類（括弧内の時間は血中半減期）

● **超短時間作用型（約2〜4時間）**
　トリアゾラム（ハルシオン）、ゾピクロン（アモバン）、ゾルピデム（マイスリー）
● **短時間作用型（約6〜10時間）**
　ブロチゾラム（レンドルミン）、ロルメタゼパム（エバミール）、リルマザホン（リスミー）
● **中間作用型（約20〜30時間）**
　ニトラゼパム（ベンザリン）、フルニトラゼパム（サイレース）、エスタゾラム（ユーロジン）
● **長時間作用型（30時間以上）**
　フルラゼパム（ダルメート）、クアゼパム（ドラール）

※括弧内は商品名。現在比較的よく処方される睡眠薬を中心に記載
姫井昭男：精神科の薬がわかる本 第4版. 医学書院，東京，2020：43. より引用

表6 主な睡眠薬

適応	● 不眠症　● 麻酔前投薬（ベンゾジアゼピン系薬）　● 興奮時の鎮静

種類	一般名	商品名	主な副作用	禁忌
ベンゾジアゼピン（BZ）系睡眠薬	ニトラゼパム	ベンザリン、ネルボン	【ベンゾジアゼピン(BZ)系睡眠薬共通の副作用】 ● 薬物依存、ふらつき 　アルコールとの併用で作用が増強する 　精神運動機能に影響するので車の運転、機械操作を避ける	【ベンゾジアゼピン(BZ)系睡眠薬共通の禁忌】 ● 急性閉塞隅角緑内障、重症筋無力症、呼吸機能低下状態 ● 呼吸機能抑制作用があり、炭酸ガスナルコーシスを起こすことがある
	クアゼパム	ドラール		リトナビル投与中、睡眠時無呼吸症候群
	エスタゾラム	ユーロジン		リトナビル投与中、**緑内障に投与可**
	フルラゼパム	ダルメート		リトナビル投与中
	ハロキサゾラム	ソメリン		
	トリアゾラム	ハルシオン		イトラコナゾール、フルコナゾール、HIVプロテアーゼ阻害薬投与中
	フルニトラゼパム	サイレース		
	ロルメタゼパム	ロラメット、エバミール		
	リルマザホン	リスミー		
	ブロチゾラム	レンドルミン		
非ベンゾジアゼピン系睡眠薬	ゾピクロン	アモバン	ふらつきは少ない、**苦味**	
	エスゾピクロン	ルネスタ	**ふらつきは少ない、苦味は若干少ない**	
	ゾルピデム	マイスリー	ふらつきは少ない	重篤な肝障害
メラトニン受容体作動薬	ラメルテオン	ロゼレム	副作用は少ない	高度な肝障害、フルボキサミン投与中

（主な睡眠薬 つづき）

種類	一般名	商品名	主な副作用	禁忌
バルビツール酸系睡眠薬	フェノバルビタール	フェノバール、フェノバルビタール、ノーベルバール、ワコビタール、ルピアール	薬疹	急性間欠性ポルフィリン症、**抗酒薬投与中**
	アモバルビタール	イソミタール	依存、薬疹	心障害、肝障害、腎障害、呼吸機能低下、急性間欠性ポルフィリン症
	ペントバルビタール	ラボナ	**依存**、薬疹	心障害、肝障害、腎障害、呼吸機能低下、急性間欠性ポルフィリン症
オレキシン受容体拮抗薬	スボレキサント	ベルソムラ	副作用は少ない	CYP3A4を強く阻害する薬物の併用
	レンボレキサント	デエビゴ	副作用は少ない	重度の肝機能障害

抗てんかん薬

● てんかんの発作を抑制する効果がある。臨床での使用頻度が高いのは、バルプロ酸ナトリウム、フェニトイン、フェノバルビタール、カルバマゼピンである（**表7**）。

● 代表的な副作用には、眠気（過鎮静）、低覚醒、平衡感覚異常、複視などがある。注意が必要な副作用として、**薬疹（スティーブンス・ジョンソン症候群）**があり、カルバマゼピンは薬疹の報告例が多い。

看護のポイント
● 必要に応じて薬物血中濃度を測定する。
● 継続して服用することで効果が得られる薬剤であるため、患者の服薬アドヒアランスを確認する。

表7 主な抗てんかん薬

適応	●各種のてんかん発作の抑制作用　●情緒の安定作用

一般名	商品名	主な副作用	禁忌
エトトイン	アクセノン	【抗てんかん薬の副作用】眠気、発疹、肝障害、催奇形性	【抗てんかん薬共通の禁忌】各薬剤への過敏症の場合
フェノバルビタール	フェノバール、フェノバルビタール、ノーベルバール、ワコビタール、ルピアール	**性格変化**、骨軟化症、薬疹、新生児出血傾向	急性間欠性ポルフィリン症、**抗酒薬投与中**
プリミドン	プリミドン		急性間欠性ポルフィリン症
フェニトイン	アレビアチン、ヒダントール、フェニトイン	**性格変化**、小脳症状、薬疹、多毛、歯肉増殖、骨軟化症、新生児出血傾向	心臓刺激伝導障害
トリメタジオン	ミノアレ	**造血器障害**	妊娠、重篤な肝障害、腎障害、血液障害
エトスクシミド	エピレオプチマル、ザロンチン	**造血器障害**	重篤な血液障害
アセチルフェネトライド	クランポール		
カルバマゼピン	テグレトール	薬疹、眠気、ふらつき、SIADH（抗利尿ホルモン不適合分泌症候群）	重篤な血液障害、第Ⅱ度以上の房室ブロック、高度の徐脈
アセタゾラミド	ダイアモックス		腎障害、アジソン病
スルチアム	オスポロット		腎障害
クロナゼパム	リボトリール、ランドセン	依存、眠気、呼吸抑制、ふらつき	急性閉塞隅角緑内障、重症筋無力症
バルプロ酸ナトリウム	デパケン、セレニカ	薬疹、高アンモニア血症を伴う意識障害	重篤な肝障害、妊娠、カルバペネム系抗生剤投与中

（主な抗てんかん薬 つづき）

一般名	商品名	主な副作用	禁忌
ゾニサミド	エクセグラン	発汗障害	
クロバザム	マイスタン	眠気	急性閉塞隅角緑内障、重症筋無力症
ガバペンチン	ガバペン		
トピラマート	トピナ		
ラモトリギン	ラミクタール	皮膚粘膜眼症候群、中毒性表皮壊死融解症などの重篤な皮膚障害	
レベチラセタム	イーケプラ		ピロリドン誘導体過敏症

抗認知症薬

● 抗認知症薬は、主に**アルツハイマー型認知症の進行を遅らせる**ために使用される。
● 代表的な薬剤はドネペジル（アリセプト）であり、アルツハイマー型認知症のほか、レビー小体型認知症にも用いる。その他、ガランタミン（レミニール）、リバスチグミン（イクセロン、リバスタッチ）がある（**表8**）。リバスチグミンは経皮吸収型製剤であり、服薬を嫌がる患者に使用することがある。
● メマンチンは、脳のグルタミン酸神経系の過剰な反応を抑えることで、**BPSD（周辺症状）**に効果があるとされる。

看護のポイント
● 抗認知症薬は病気の進行抑制が目的であることを理解してもらう。
● 認知機能の低下により薬の管理を患者本人が行えない場合には、家族、介護者が服薬管理を行う。

表8 主な抗認知症薬

適応	● アルツハイマー型認知症の進行抑制（記憶障害、実行機能障害などの改善）

一般名	商品名	主な副作用	禁忌
ドネペジル	アリセプト	徐脈、消化性潰瘍、興奮	ピペリジン系過敏症
ガランタミン	レミニール	徐脈	
リバスチグミン	イクセロン、リバスタッチ	徐脈	カルバメート系過敏症
メマンチン	メマリー	めまい	

患者さんへ
薬剤の正しい知識の提供をして、
服薬アドヒアランスを
高めていきましょう！

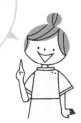

〈参考文献〉
1. 医療情報科学研究所 編：薬がみえるvol.1 第2版. メディックメディア, 東京, 2021：231, 240, 242, 243, 245, 247, 250, 265, 283, 287, 292.
2. 萱間真美 編：精神看護 第2版. 照林社, 東京, 2015：416-423.
3. 川野雅資 編：精神看護学Ⅱ 精神臨床看護学 第6版. ヌーヴェルヒロカワ, 東京, 2022：82.

修正型電気けいれん療法(m-ECT)

m-ECT*とは

- **電気けいれん療法(ECT)**は、患者の頭部へ短時間電気を流す通電刺激により、人工的にけいれん発作波をつくり出し、精神疾患を治療する療法である。
- 電気けいれん療法はかつて電気ショック療法などと呼ばれ、非人道的な治療として非難もあったが、1980年代になると、筋弛緩薬の投与によりけいれんを起こさせない**修正型電気けいれん療法(m-ECT)**が標準的となり、安全性が大きく向上した。また、**重症のうつ病**を中心に高い有効性が科学的な方法により確認され、重要な治療の選択肢となっている。

目的と適応

- 気分障害におけるうつ状態・躁状態、統合失調症、特に緊張病状態を含めた急性期症状において効果を示すことが知られている。これらの疾患には薬物療法による治療が行われることが一般的であるが、**表9**に示すような場合にはm-ECTが第一選択として検討されることとなる。

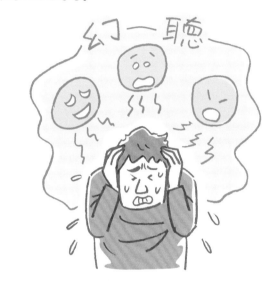

表9　m-ECTの適応となる状態

- 精神面や身体面から迅速な改善の必要性がある場合（例えば、自殺企図が切迫している場合、摂食ができず衰弱している場合など）
- 薬物療法による有害事象が m-ECT による有害事象を上回る場合
- これまでの病歴から薬物療法への反応が乏しく、m-ECT による効果があると期待される場合
- 患者自らの強い希望がある場合

m-ECTの禁忌

- m-ECTにおいては、絶対的な禁忌というものはなく、患者の身体面・精神面の状態により個別に判断される。特に**表10**の状態は危険因子となることが知られている。
- m-ECTの欠点としては、劇的な効果がある反面、効果が時間とともに薄れやすいことがある。そのため薬物療法の併用だけでなく、最近では再発再燃防止のために1〜2回のm-ECTを追加で行う維持ECTも行われるようになっている。

表10　m-ECTのリスクを高める合併症

- 急性期の心筋梗塞、心不全、不整脈
- 頭蓋内占拠性病変（脳腫瘍、頭蓋内血腫など）、頭蓋内圧亢進
- 不安定な動脈瘤や血管奇形
- 褐色細胞腫
- 不安定な骨折、重度の骨粗鬆症
- 麻酔の危険が高い状態
- 妊娠・高齢（ただし、妊婦や高齢者では薬物療法よりも m-ECT のほうが安全かつ有効な場合がある）

m-ECTの副作用

● 一定の閾値以上の通電刺激が行われると、脳内の発作波が生じ、それに応じた全身全般性の**強直間代けいれん**が引き起こされる。

● m-ECTでは筋弛緩薬の投与により全身全般性の強直間代けいれんが軽減される。このとき自律神経系では、迷走神経（副交感神経系）の緊張が生じ、数秒間の徐脈や血圧低下などをきたし、次いで交感神経系が優位となり**頻脈と血圧の上昇**などをきたす。

● m-ECTにおける有害事象は、**表11**に示すように、通電刺激による中枢神経系などのもの、強直間代けいれんによる筋骨格系などのもの、交感神経系の変動に伴う循環器系などのものに大別される。

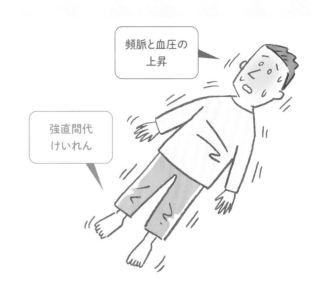

頻脈と血圧の上昇

強直間代けいれん

表11 m-ECTの有害事象

通電刺激によるもの	前向性健忘、見当識障害、せん妄、記銘力低下、通電部位の熱傷など
けいれんによるもの	頭痛、顎痛、筋痛、口腔内の損傷、胃内圧上昇、眼圧上昇など
交感神経系の変動によるもの	徐脈、頻脈、血圧変動、洞停止、期外収縮、唾液分泌量の増加、誤嚥（ごえん）、発汗など

m-ECT実施の手順とポイント

実施前の確認と準備

1 適応となる疾患や状態像、インフォームド・コンセントの確認や情報共有を行う

2 術前検査と危険因子を把握する

3 絶飲食、投薬、処置などを行う

注意点　m-ECT施行前は、胃内圧亢進から嘔吐が誘発されるために、手術の前夜〜当日にかけては絶飲食となる。本人の理解力や精神状態によっては看護ケアが必要となる。

看護のポイント　薬物療法の変更や麻酔管理のため抗コリン薬や交感神経遮断薬の前投薬が行われることもあり、その指示や投薬方法を主治医に確認する必要がある。通常、絶飲食中の投薬は、少量の水で行われることで問題とはならない。また、片側性の電極配置では毛髪を除去する必要が生じる。

実施

④ 手術室への搬入

看護の ポイント 当日は、静脈ルートの確保、状態観察、事前準備の確認、不安の軽減などを行い、手術室への搬入を行う。

⑤ m-ECTの実施（**図1**）

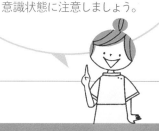

> m-ECTは、
> 有害事象も起こりやすい治療法なので
> 実施前後の確認と観察を
> 行うことが必要です。
> 特に実施後は患者のバイタルサイン、
> 意識状態に注意しましょう。

実施後の観察

⑥ バイタルサイン・意識状態の観察

注意点 m-ECT終了後は、自発呼吸の再開まで麻酔科による呼吸管理が行われ、十分なバイタルサインの安定を観察・確認した後に病棟に帰棟する。有害事象の予防のために、安静・酸素化・補液は継続される。

看護の ポイント 十分に覚醒するまでの間は、意識がもうろうとしていること、唾液分泌量が増加していることなどから呼吸状態や誤嚥に配慮をする必要がある。覚醒直後は、必ず傍らに付き添い、処置が円滑に終了したことを声かけして不安を軽減するだけでなく、健忘、見当識障害、せん妄、元来の精神症状の有無を観察し対処する必要がある。

図1 m-ECTの実施

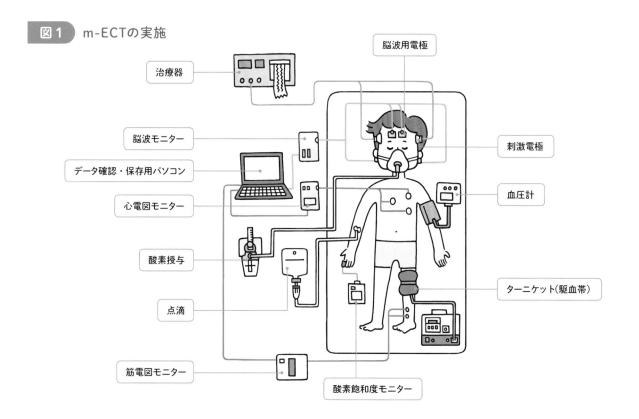

精神療法

精神療法とは

- **精神療法**は、薬物療法と並んで精神科治療の重要な柱である。精神療法とは、心理的背景のあるさまざまな障害に対する心理学的方法を用いる治療の総称である。
- 精神療法は、1対1で行われる**個人精神療法**と集団で行われる**集団精神療法**、さらには**家族療法**などに分類される（**表12**）。
- 精神療法とは、**治療者と患者の心理的交流を通して症状の改善をめざす治療**である。また精神療法的なかかわりは、きわめて長い歴史をもっており、精神療法の定義はウォルバーグ（L.R. Wolberg）によるとP.40**表13**のような条件を満たすものである。
- 精神療法の基本的な治療的要因には、**右記**のようなものが挙げられる。

面接状況・援助する状況	● 面接はすべての精神療法に共通する要素であり、精神療法が作用を発揮するための土台である ● **基本的な姿勢**：面接を行い、患者の訴えを**傾聴**すること、患者の内的状況を理解し**共感**しようとすること、患者のありかたを**尊重**する
治療同盟	● **治療同盟**：治療の目標を達成するために患者と治療者の間で結ばれる互いの協力を約束する一種の**同盟関係**のこと ● 一般に**治療同盟が強固であれば、それだけ治療はスムーズに進む**
患者の問題への理解や自己洞察を利用すること	● 患者の問題の**自覚**や**自己洞察**が自らの心理的問題を克服する鍵となる ● 患者が自分の問題を自覚し、**内面の洞察を深める**ことができるように援助が行われる
転移・逆転移	● 転移・逆転移の定義はP.11**表6**を参照 ● 治療関係で生じている転移を検討することは、**患者の問題のありかを知るための重要な情報**となる ● 逆転移を治療者が自覚的に分析することで、治療関係の性質についての情報を得て、治療関係を整えるために利用することができる

表12 精神療法の分類

分類	含まれる精神療法の種類	目標	標的	技法
支持的精神療法	支持的精神療法（精神療法的マネジメント）、カウンセリング[※1]、カタルシス、説得、保証	現存の適応能力の強化、自己コントロール方法の洗練、適応状態の改善	症状、状況的問題、葛藤や態度、意識的・前意識的内容	明確化、ガイダンス、示唆、外部環境への介入、社会資源の活用
教育的精神療法	行動療法、認知療法、対人関係療法、サイコドラマ、SST（社会生活技能訓練）、人間学的精神療法	再適応や問題の修正のための技能の習得。目標が明確に設定されること。現存の適応能力の活用、適応方法の教育。洞察の有無にはこだわらない	訴えの基礎にある問題、対処行動、意識的・前意識的内容	患者の適応的パターンの強化、非適応的パターンの消去
精神分析的精神療法	古典的精神分析、精神分析諸学派、精神分析的精神療法、交流分析	無意識の葛藤への洞察、人格構造の変更を求めること、新しい適応能力の開発によって人格的成長をめざす	主に無意識的内容、防衛[※2]、空想、象徴	洞察を深めること、夢分析、自由連想

※1 カウンセリングはさまざまな意味で使われる用語である。一般に精神療法よりも広義であり、ここには、教育相談やガイダンスといった治療以外の活動も含まれる。他方、狭義のカウンセリングは、精神療法とは独立に発展してきたものであるが、内容的にはほぼ同じものといってよい。

※2 自らを守ろうとする自我の機能。ときに病的なものとなり、精神症状を産み出す。

Wolberg, L.R. *The technique of psychotherapy* 4th ed. New York. U.S. Grune & Stratton；1988. より引用し改変

表13	精神療法の定義

❶心理的手段を用いた治療法であること
❷心理的問題を扱うための治療法であること
❸特定の目標を有すること
（目標としては、a. 症状の軽減、b. 障害された行動パターンの改善、c. 人格の発展を促進すること、d. 現実検討の向上、e. ストレスや症状に対する対処行動の育成、f. 自尊心の向上、g. 認知および経験における学習体験などが挙げられる）
❹専門的な訓練を受けた人物によって行われること
❺計画的に形成された人間関係のなかで進められるものであること

Wolberg, L.R. *The technique of psychotherapy* 4th ed. New York. U.S. Grune & Stratton；1988. より引用し改変

支持的精神療法

● 支持的精神療法は、精神療法の基本であり、個人面接から家族への援助などを含む治療である。精神科以外の診療科の日常臨床において、患者との協力的な治療関係をつくるために応用することもできる。非審判的、非指示的な態度を保つことにより、**心理的問題の解決をめざす**治療方法である。その定義はあいまいで、さまざまな種類の応用が許される間口の広さがある。

精神分析（精神分析的精神療法）

● 精神分析は1990年ころにフロイトにより創始された力動論的な立場の精神療法（力動精神療法）であり、こころには意識的な領域、無意識的な領域があるという考えを基にしている（P.9参照）。

● 患者は寝椅子に横たわり、心に浮かぶことをそのまま言葉にして医師に伝えることを求められる（**自由連想法**。**図2**）。精神分析は、分析家と患者が交流することにより、無意識の内容を体験し理解していくことである。

図2	自由連想法

手順
1. 患者をカウチソファ（寝椅子）に寝かせる
2. 治療者は患者の頭の位置に座る
3. 患者が半分眠ったようなリラックスした状態になったら、心に浮かんだことをすべて話すよう伝える
4. 治療者は黙ってひたすら言葉に耳を傾ける

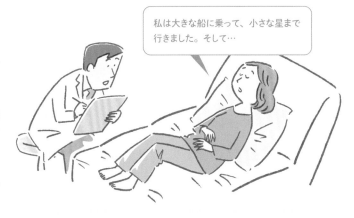

私は大きな船に乗って、小さな星まで行きました。そして…

来談者中心療法

● 来談者中心療法（client-centered therapy）はロジャース（Rogers, C.R.）が創始したもので、当初は非指示的療法（non-directive therapy）と呼んでいた。
● ロジャースは、人間には有機体として**自己実現する力**が自然に備わっている存在であり、治療者の使命はこの成長と可能性の実現を促す環境をつくることにあると考えた。
● 精神療法を受ける患者を**来談者**と呼び、面接場面における来談者の主体性を重視した。来談者の自己実現傾向がはたらきはじめる条件としては、**表14**のとおり治療者の「**無条件の肯定的配慮**」「**共感的理解**」「**自己一致**」といった態度を挙げた。

表14　来談者中心療法の治療者の態度

無条件の肯定的配慮	● 否定的な感情を含め、来談者の存在を肯定しつつかかわっていくこと ● 来談者の言動、行動のすべてを受け入れることとは異なることに注意が必要
共感的理解	● 「来談者の身になって」来談者の感情を可能な限り推論していこうとする態度 ● 他者が人の気持ちを理解しきれることは不可能であり、その限界をふまえたうえで理解しようとすること
自己一致	● 自分自身の否定的な体験や感情に目を背けることなく、自分自身を裏切らない純粋さであり、来談者のめざすべき状態

森田療法

● 森田療法は、森田正馬によって1920年ころに始められた日本独自の精神療法で、臨床経験を基に「森田神経質※」理論を展開した。
● 治療過程（**表15**）では、患者の注意が自身の症状から、今ここの現実を「**あるがまま**」に受け入れられることをめざし、原則として入院治療の形で行われる。

※**森田神経質**：ヒポコンドリー性基調（内向的で心気的傾向に陥りやすい生得的な素質）をもとに生じる一群の神経症。

表15　森田療法の治療過程

治療期	概要
第1期（絶対臥褥期）	面会、談話、読書などすべての楽しみを禁じ、食事やトイレのほかはほとんど布団に横になる「絶対臥褥」が命じられる
第2期（軽作業期）	交際や談話、外出は禁じられているが、臥褥時間が短くなり、日中は必ず戸外に出て空気と光に触れること、夜間に日記を書くことが課せられる
第3期（重作業期）	薪割り、畑仕事、庭園づくり、大工仕事などが任される。さらにこの時期から読書が活動として加えられる
第4期（社会復帰準備期）	外界の変化に順応する訓練をし、日常生活に戻る準備をさせる

内観療法

● 内観療法は、吉本伊信により創始された森田療法同様に日本で生まれた心理療法である。
● 主要な対象は**非行歴のある若年者**や**アルコール・薬物依存の患者**などである。神経症性障害や心身症の患者にも行われるが、特殊な治療であり、治療者・患者間の信頼関係と、治療への十分な動機づけの形成が前提となる。内観療法は、集中内観と日常内観の2段階に分けられる（**表16**）。

表16　内観療法の治療過程

集中内観	1週間の間、内観研修所※にこもり集中して自分の内を振り返る
日常内観	集中内観ののち、毎日1~2時間日常生活のなかで内観を続けていく

※**内観研修所**：一人部屋（半畳ほどの広さ）で新聞やテレビといった日常世界にあるものが一切ない場所

認知行動療法

認知行動療法とは

● 認知療法は、認知(ものの見方や考え方)の歪みに注目し、**現実にそった判断ができるように修正**しようとする治療法である。実際には行動(日常生活行動や対処法、人との付き合いなど)に着目する行動療法の技法を用いることが多いため、**認知行動療法**と呼ばれる。

● 特徴として、患者の感情や悩みではなく、**認知と行動にはたらきかける**点が他の精神療法と異なる。現在最も重視され、今後の展開の可能性の大きな治療法であり、すでにうつ病や不安神経症をはじめとするさまざまな精神障害および心身症などに有効なことが知られている。

認知の歪みとは

● 人は周囲や自分の状態を考え、判断しながら生活している。これを**認知**といい感情状態に大きな影響を与える。認知には、表層の自動思考[1]と深層のスキーマ[2]の2つのレベルがある。

● 自動思考やスキーマは通常、判断と生活を助ける適応的なはたらきをしている。しかし、強いストレス状態や元来のスキーマが極端に不適応的であったときなどに、**表17**のような**認知の歪み**が生じ、同時に**感情症状**や**行動の異常**が現れる。

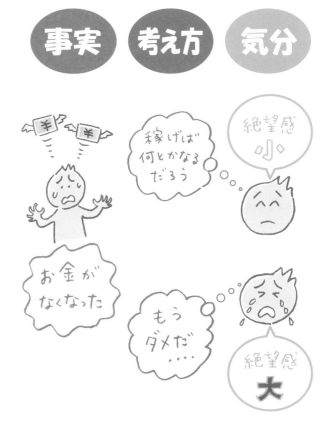

※1 **自動思考**：頭のなかに自然に浮かんでくる考えやイメージで、普段意識できるもの。

※2 **スキーマ**：思い起こさないと出てこないレベルの確信的な考え・信念といわれ、自動思考に影響を与えるその人の基本的な認知傾向であり、素因とそれまでの環境的要因の影響を受けて形成される。

表 17　認知の歪み

すべき思考	「～すべきだ」「～しなければならない」という考え、必要以上にプレッシャーをかける
選択的抽出	自分が関心のあること(主にネガティブなこと)ばかりに目を向け、短絡的に結論づける
一般化のしすぎ	1つのよくないことから、「何をやってもだめだ」と結論づけ、この先も同じことが起きると思う
拡大解釈と過小評価	自分の欠点や失敗、関心のあることは拡大してとらえるが、長所や成功は小さくみる
全か無か思考・完全主義	物事を極端に白か黒かのどちらかに分ける。完全にできなければ満足できず、少しのミスで全否定する
結論の飛躍	理由もなく、悲観的な結論を出す
自分自身への関連づけ(個人化)	良くない出来事を、さまざまな理由があるにもかかわらず、自分のせいにする
レッテル貼り	ミスやうまくできなかったことを、冷静に理由を考えず、「だめ人間」などとレッテルを貼る
マイナス思考	何でもないことやどちらかというと良いことなのに、悪くすり替える
感情的決めつけ	自分の感情を根拠にして物事を判断する

加藤温, 森真喜子 編：病態・治療論[12]精神疾患. 南江堂, 東京, 2018：199. を一部改変し引用

認知行動療法の進めかた

❶問題の明確化

- 治療初期の課題は、症例の概念化（アセスメント）から始め、目標設定および計画立案し、認知・行動に関して介入・評価するという流れにそって進める。**認知・気分・行動・身体状況**の4つの領域の関連性を調べ問題を明確にし、患者とともに目標設定する。
- 認知行動療法では、開始当初から患者と治療者の**協同関係**[※1]を重視する。

❷面接の構造化

- 目標にそって、毎回患者と面接を進める。面接は、**構造化**[※2]して行うのが、認知行動療法の特徴である。
- 構造化して面接する場合のおおよその流れは、**表18**のとおりである。

| 表18 | 構造化した1回の面接の進めかた |

1. 状態の確認（質問紙への回答含む）
2. 前回のまとめ
3. 宿題の確認
4. アジェンダ（面接で扱う事柄）の設定
5. アジェンダについての話し合い・作業
6. 宿題を決める
7. 面接のまとめとフィードバック

上島国利，渡辺雅幸，榊惠子 編著：ナースの精神医学 改訂5版．中外医学社，東京，2019：201．より引用

※1 **協同関係**：患者が主体となり、患者にとって重要な課題・問題の改善や解決に向けてともに取り組むもの。

※2 **構造化**：あらかじめ面接の目標や回数、時間、頻度、また面接の段取りや時間配分などを設定して、それにそって進める方法。

認知再構成法

- 認知行動療法の技法である認知再構成法では、**表19**の**7つのコラム**を用いる。実際に患者と進めるときは、認知再構成法について心理教育をしたうえで、状況・気分・自動思考までを記録する3つのコラムから始め、慣れたら7つのコラムに取り組む。
- はじめは患者から話を聴きながら、7つのコラムへの記載を行うが、次からは患者自身で書くように促していく。

| 表19 | 7つのコラム |

❶状況	○月○日。朝9時授業が始まり慌てて教室に入ったとき、友人が座っていたので、「おはよう」と声をかけたが、友人は小声で顔を見ずに「おはよう」とだけ言って、教科書を読んでいた。
❷気分（%）	不安(90)、焦り(80)
❸自動思考 ●はホットな自動思考	● どうしたのだろう、いつもと違う。 ● まずいことをしたのかもしれない。
❹理由（根拠）	以前友人に頼まれたことを忘れて、「困ったよ」と言われたことがある。 小声で顔を見ずに「おはよう」とだけ言った。
❺はねかえす考え（反証）	● 授業が始まったばかりで、教員がいたから、声が小さかったのかもしれない。 ● 友人は宿題だった箇所を読んできていなかった。授業中、教員に指摘されていた。朝、慌てて読んでいて、余裕がなかったのかもしれない。 ● 友人とは最近よく一緒に出掛けていて、トラブルもなかった。まずいことをした心当たりはない。
❻バランスのとれた考え	以前、友人に「困ったよ」と言われたことはあった。しかし、最近トラブルはなく一緒に過ごしていた。友人は宿題ができておらず、慌てていて、顔を見る余裕もなかったのかもしれない。まずいことをした、と考えるのは行き過ぎだ。
❼気分（%）	不安(60)、焦り(50)

上島国利，渡辺雅幸，榊惠子 編著：ナースの精神医学 改訂5版．中外医学社，東京，2019：202．より引用

リハビリテーション療法

精神科作業療法

作業療法とは

● 作業療法とは、「身体または精神に障害のある者、またはそれが予測される者に対し、その主体的な生活の獲得を図るため、**諸機能の回復、維持および開発を促す作業活動**を用いて、治療、指導および援助を行うことをいう」[1]と定義されている。

● 精神科作業療法の目的は、精神疾患により生活が障害された人に対し、**作業を通して自分なりの適応の仕方を見いだすこと**にある。精神科作業療法には、**感覚・運動活動、セルフケア、生活行動、芸術活動、ゲーム、園芸、仕事・学習活動**などがある（**表20**）。

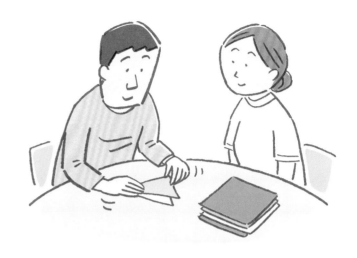

精神科作業療法の進めかた

● 精神科作業療法は、本人、家族、精神科医、ケアマネジャーなどからの依頼や紹介に基づき、精神科医が作業療法士に指示書を提出して開始になる。

● **作業療法士**は、❶医師、看護師からの精神的な病状、身体機能、集中力、知的能力などの情報や検査結果、❷本人の様子や意欲の観察、❸直接面接の情報を得たうえで作業療法の導入を決定する。

● 導入後は、患者や家族とともに目標を設定し、患者の希望を尊重しプログラムを決定する。

看護のポイント

● 精神科作業療法は作業療法士が行う。看護師は患者の参加度や集中力、興味のもちかたなどを観察する。

● 患者は、作業療法の場面で病棟での様子とは異なる潜在能力を発揮することもある。患者のストレングス（強み）を発見する機会といえる。

● 作業療法に対する患者の考えや気持ちを話題にすることで、さらに患者を理解することにつながる。また、作業療法で習得した力をさらに病棟でも伸ばせるように患者といっしょに考える。

表20 主な精神科作業療法

感覚・運動活動	ソフトボール、卓球、ゲートボール、有酸素運動、ボールを用いたエクササイズ、気功、バドミントン、風船バレー、散歩、エアロビックダンスなど
セルフケア	更衣、整容など
生活行動	家事・調理など
手工芸	陶芸、木工、革細工、編み物、ビーズ、七宝焼き、手芸など
芸術活動	絵画、楽器演奏、カラオケ、書道、俳句、読書など
ゲーム	囲碁、将棋、オセロなど
園芸	花壇、菜園など
仕事・学習活動	書字、パソコン、社会資源の活用、公共交通機関の利用など

川野雅資 編：精神看護学II 精神臨床看護学 第6版. ヌーヴェルヒロカワ，東京，2015：107. より引用

芸術療法

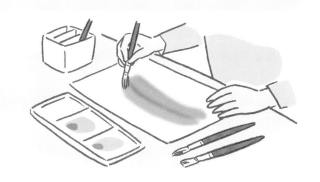

- 芸術療法とは、さまざまな芸術的表現（絵画、音楽、詩歌、陶芸、箱庭、舞踏、コラージュなど）を治療媒介として、その**創造活動を通じて心身の健康を回復する**ことを目的とする治療法である。
- 芸術療法は、患者の好みやパーソナリティ、病理のほか、人数（個人療法か集団療法か）、時間、道具、場所なども考慮して方法が決定される（**表21**）。

表21 芸術療法の種類

音楽療法	●音とリズムを活用することで心身の機能の回復や改善をめざす療法
絵画療法	●絵を描くという行為を通して心理面にはたらきかける療法
コラージュ療法	●コラージュとは、フランス語で「切り貼り」を意味し、ピカソやブラックなどの画家によって導入された美術表現の一技法
箱庭療法	●砂を入れた箱の中にさまざまな玩具や物を配して、作品をつくる療法
詩歌療法	●詩や短歌および俳句を用いた療法
舞踊療法	●舞踊による身体の動きから無意識の感情や心理機能にはたらきかけていく療法
心理劇	●演劇を用いた療法で**サイコドラマ**ともいう ●即興的なドラマを演じることで抑圧された感情を開放し、洞察やカタルシスを得る療法

社会生活技能訓練（SST）

SSTとは

- **社会生活技能訓練（SST***）は、精神科リハビリテーションに応用されている代表的な認知行動療法である。患者自身がよりよい社会生活を送るために必要な**生活技能（social skills）**の獲得をめざす。スキルが不十分なために何らかの生活上の困難を抱え、それを克服したい人が対象となる。
- SSTは「感情や要求を人に伝える助けになり、対人的な目的を達成することを可能にするすべての行動」と定義される[2]。その技能には2種類ある（**表22**）。
- SSTではコミュニケーションのための技術を❶受信技能、❷処理技能、❸送信技能の3つに分ける（**図3**）。この受信・処理・送信のサイクルがスムーズに回る

ことで、**社会生活での人との関係におけるストレスを減らし、患者自身が楽に過ごせる**ことにつながる。
- SSTの実施形式は**表23**の3種類に分かれ、**図4**はそのうちの基本訓練モデルの流れを示したものである。

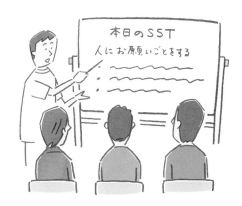

看護のポイント

- ●心理教育で得た知識を実際の対人関係のなかで生かすことにつながるように支援する。
- ●SSTは患者と家族の希望や目標の実現をサポートするものであり、エンパワメントされた患者が自分自身の回復に向けて歩むことをめざしている。

表22　SSTの目的ごとの技能

種類	目的とする主な社会的交渉（対人コミュニケーション技能）
道具的技能	買い物や仕事上の交渉など身体的・物質的・経済的要求を満たす
親和的技能	恋愛・結婚生活・友人関係などの対人関係をつくり維持すること

図3　SSTの構成要素

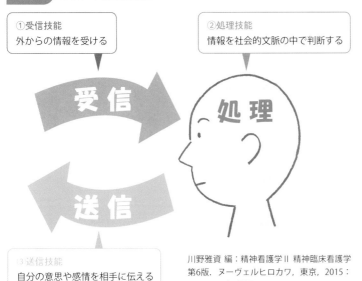

①受信技能
外からの情報を受ける

②処理技能
情報を社会的文脈の中で判断する

③送信技能
自分の意思や感情を相手に伝える

川野雅資 編：精神看護学Ⅱ 精神臨床看護学 第6版. ヌーヴェルヒロカワ, 東京, 2015：111-112. より引用

表23　SSTの実施形式

種類	内容
問題解決技能訓練	処理技能に主に焦点を当てたSSTの方法
基本訓練モデル	受信、送信技能に焦点を当て、実際の行動的技能を練習するもの
モジュールを用いた訓練	服薬自己管理、症状自己管理、基礎会話、余暇の過ごし方等の課題領域ごとに自立した社会生活のための技能を整理し、マニュアル化したもの

図4　基本訓練モデルの流れ

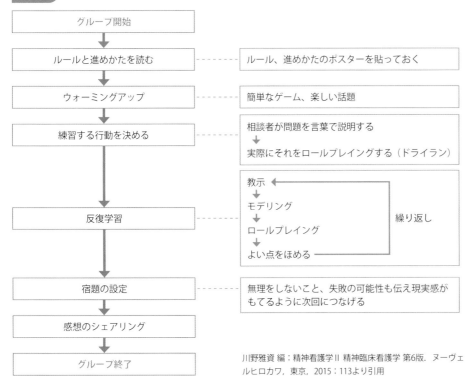

グループ開始

ルールと進めかたを読む ----- ルール、進めかたのポスターを貼っておく

ウォーミングアップ ----- 簡単なゲーム、楽しい話題

練習する行動を決める ----- 相談者が問題を言葉で説明する
実際にそれをロールプレイングする（ドライラン）

反復学習 ----- 教示 → モデリング → ロールプレイング → よい点をほめる　繰り返し

宿題の設定 ----- 無理をしないこと、失敗の可能性も伝え現実感がもてるように次回につなげる

感想のシェアリング

グループ終了

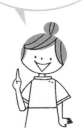

SSTはグループでも個人でも実施できますが、通常はグループで実施することが多いです。実施にあたっては肯定的な雰囲気を大切にし、参加者の自発性を引き出しながら進めましょう。

川野雅資 編：精神看護学Ⅱ 精神臨床看護学 第6版. ヌーヴェルヒロカワ, 東京, 2015：113より引用

症状マネジメント

症状マネジメントとは

- 地域生活を送るには、精神障害をもつ人自身が症状の変化や悪化のサインに気づき、対処できることが必要となる。症状マネジメントの目的は、**症状に対処する力を高め本人の困難が軽減し、よりよい生活が送れることをめざすこと**である。
- 症状マネジメントの対象は、**長期的に困難な症状を抱える人**のみならず、**発症して間もない人、初めて入院や治療を受ける人、症状が変動しやすい人、再発や入院を繰り返している人**などである。また患者の生活を身近で援助する家族も対象となる。
- **心理教育を用いた症状マネジメント**：病気や症状、服薬、再発に関する知識や利用できる資源についての情報を伝え、障害によってもたらされる問題に対処する対処技能を伸ばすことをめざす援助プログラムである。

早期の再発徴候の把握と対処

- 再燃・再発の起こる要因、**早期注意サイン（病状の悪化のまえぶれ）**や過程を理解し、効果的な対処方法が早期にとれることは有効な予防手段となる。さらに、**クライシス・プラン**※（**図5・6**）は強制入院を防ぐ効果がある[3]。
- 対処方法の1つとして、早期注意サインの出現を、誰に、どのような方法で、どのように伝えるかを取り決めておくことが有用である。援助の確保までの間に自身で行うこと（ストレスを軽減する方法）、毎日の生活に秩序を与えること（生活リズムを整える、気分転換活動を適度に行うなど）も具体的に明確にしておく。

※**クライシス・プラン**：安定した状態の維持、また病状悪化の徴候がみられた際の自己対処と支援者の対応について病状が安定しているときに合意に基づき作成する計画。

図5	クライシス・プランの作成手順

1　目標の確認

2　状態（安定・注意・要注意）の確認

3　対処法の確認

4　ストレスの確認

5　病状悪化時の希望の確認

6　周囲からみた状態と対応の共有

7　セルフモニタリング表の作成

8　クライシス・プランの共有

9　活用と加筆・修正

図6	クライシス・プランの例

注意サイン／程度

1　自分を苦しめる声が聞こえる　　　　　　　　年　X　月

	1	2	3	4	5	6	7	8	9	10	11	12	13	14	15
極度にある														■	
かなりある													■		■
多少ある	■	■	■	■	■	■	■	■	■	■	■	■			
全くない															

援助者の名前 _____　　　　援助者の署名 _____

	16	17	18	19	20	21	22	23	24	25	26	27	28	29	30	31
極度にある																
かなりある																
多少ある	■															
全くない																

column

BPSモデル

　患者を理解するためには、患者の置かれている困難な状況を把握するために生物学的側面（**Bio**）、心理的側面（**Psycho**）、社会的側面（**Social**）から理解する必要があり、**Bio-Psycho-Social model：BPSモデル**といわれている。

　BPSモデルはシステム理論に基づいて、生物学的側面、心理的側面、社会的側面が相互に関連しあい、全体として(統合的に)、今の状態が現れていると考える。患者を理解し看護を提供するためには、大切な考えである。

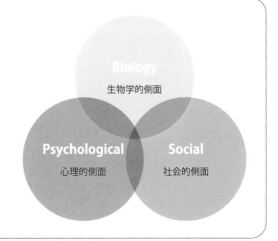

〈略語〉

＊【SSRI】Selective Serotonin Reuptake Inhibitor
＊【SNRI】Selective Serotonin and Noradrenaline Reuptake Inhibitor
＊【NaSSA】Noradrenergic and Specific Serotonergic Antidepressant
＊【m-ECT】Modified Electroconvulsive Therapy
＊【SST】Social Skills Training
＊【SIADH】Syndrome of Inappropriate Antidiuretic Hormone Secretion

〈引用文献〉

1. 日本作業療法士協会：作業療法ガイドライン（2018年度版）：32.
   https://www.jaot.or.jp/files/page/wp-content/uploads/2019/02/OTguideline-2018.pdf（2023/7/25アクセス）
2. Liberman, R.P., ed. *Psychiatric Rehabilitation of Chronic Mental Patients*. Washington D C, U.S. ：American Psychiatric Association Publishing. ；1988.
3. Bone J.K., McCloud T., Scott H.R., et al.：Psychosocial Interventions to Reduce Compulsory Psychiatric Admissions: A Rapid Evidence Synthesis. *EClinical Medicine* 2019；10：58-67.

〈参考文献〉

1. 姫井昭男：精神科の薬がわかる本 第4版. 医学書院, 東京, 2019.
2. 萱間真美, 松下正明, 上島国利 責任編集：精神看護エクスペール18　精神科薬物療法と看護. 中山書店, 東京, 2006：12-14.
3. 武藤教志 編著：メンタルステータスイグザミネーション他科に誇れる精神科看護の専門技術 第2版. 精神看護出版, 東京, 2021：230-235.
4. 安保寛明, 武藤教志：コンコーダンス 患者の気持ちに寄り添うためのスキル21. 医学書院, 東京, 2011：18-20.
5. Abrams Richard 著, 一瀬邦弘他 監訳：電気けいれん療法. へるす出版, 東京, 2005.
6. 米国精神医学会電気けいれん療法検討委員会監修, 日本精神神経学会電気けいれん療法の手技と適応基準の検討小委員会監訳：米国精神医学会タスクフォースレポート ECT実践ガイド. 医学書院, 東京, 2002.
7. Mehul V. Mankad他 原著, 本橋伸高, 上田諭 監訳, 竹林実, 鈴木一正 訳：パルス波ECTハンドブック. 医学書院, 東京, 2012.
8. 本橋伸高：ECTマニュアル科学的精神医学をめざして. 医学書院, 東京, 2000.
9. 萱間真美 編：精神看護 第2版. 照林社, 東京, 2015：90-105, 138-141.
10. 上島国利, 渡辺雅幸, 榊惠子 編著：ナースの精神医学 改訂5版. 中外医学社, 東京, 2019：190-215.
11. 川野雅資 編：精神看護学II 精神臨床看護学 第6版. ヌーヴェルヒロカワ, 東京, 2015：94-105.
12. 加藤温, 森真喜子 編：病態・治療論[12]精神疾患. 南江堂, 東京, 2018：56-70.
13. 堀田英樹 編著, 中島直, 菅原誠, 朝田隆 著：精神疾患の理解と精神科作業療法 第3版. 中央法規出版, 東京, 2020.
14. 星野良一：補完・代替医療 芸術療法. 金芳堂, 京都, 2006：67-78.
15. 鍛冶美幸, 宮城整, 峰岸由香：ダンス/ムーブメントセラピー体験 身体的共感のグループワーク. 集団精神療法 2012；28(2)：165-168.
16. 近藤喬一, 鈴木純一 編：集団精神療法ハンドブック. 金剛出版, 東京, 1999：110-114.
17. 松井紀和：集団芸術療法. 日本集団精神療法学会 監修, 北西憲二他 編：集団精神療法の基礎用語. 金剛出版, 東京, 2003：155-156.
18. R. P. リバーマン 著, 安西信雄, 池淵恵美 監訳：リバーマン実践的精神科リハビリテーション 新装. 創造出版, 東京, 2005.
19. 野村照幸, 大鶴卓 監修：クライシス・プラン. 住友ファーマ HP.
    https://sumitomo-pharma.jp/medical_content/instruction/lonasentape/pdf/LOT_P-15419v07.pdf（2023/7/25アクセス）

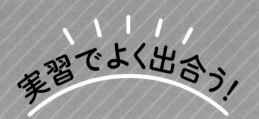

実習でよく出合う！

精神症状・
精神疾患

執筆 = 片山典子、奥山聡子、陶山克洋、渡部李菜、大胡晴香、小原良之

実習で患者さんを受け持つ前に、精神症状や精神疾患の特徴、
患者さんの観察やコミュニケーションのポイントを理解しましょう！

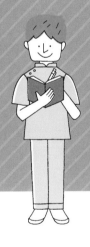

contents

主な精神症状

主な精神症状

精神機能の分類

● 精神症状をとらえるには、**精神機能学**と**精神症候学**という、心の活動の正常と異常の両面を理解する。

● 精神の機能には**思考**、**感情**、**知覚**、**意識**がある。

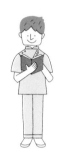

精神機能学

- 思考とは
- 感情とは
- 知覚とは
- 意識とは

精神症候学

- 思路・思考障害
- 感情鈍麻（感情や知覚の障害）
- 錯覚（知覚の障害）
- 幻覚（知覚の障害）
- 意識の障害

思考

● 人間の頭のなかで、いろいろな思いが現れては消え、一定の結論に達したり、あるいはまとまらなかったりしたまま、次のテーマへと移っていくこと[1]。

感情

● 快・不快として感じられる状態性の精神機能のこと[2]。

知覚

● 外界からの刺激が五感（視覚、聴覚、嗅覚、味覚、触覚）に関する感覚器を通じて脳に至り、外界の対象や予期には自分自身の内部で生じていることを意識し、知るという精神活動のこと[3]。

意識

● 自分のことや周囲の状況をはっきりと認識できる能力のこと[4]。

思考の機能

● 思考の機能には**形式・体験様式・内容**の３つの形式がある（**思考異常の3側面**）。

〈卵を例にしてイメージすると…〉

1 思考の形式
（まとまり・速度）

ひよこは卵の殻を破って生まれる

入卵して、まず心臓と血管系がつくられて、卵黄嚢と羊膜が形成されて、皮膚面に羽が規則正しく出現…そして…

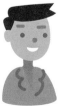
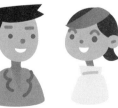

2 思考の体験様式
（自分自身で思考している感覚）

卵料理といえば卵かけご飯でしょ

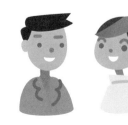

3 思考の内容
（頭のなかに浮かんでいる内容）

卵の中のイメージ

次に精神症候学の分類から症状を詳しく見ていきます

思路・思考形式の障害

思考形式の異常

まとまりの障害	遅くなる	迂遠	話が回りくどい
		思考抑制	話の内容が進まない
		思考途絶	会話中、黙り込んでしまう
	早くなる	観念奔逸	思考の流れが早く、観念（考えや思いつき）が次々に現れるが、観念同士の結びつきは表面的で、脇道に逸れやすく、目標に達しない状態
速度の障害		保続	一度浮かんだ観念が繰り返し頭に浮かぶ状態
		連合弛緩	観念同士の結びつきが緩んでいる状態（言葉のサラダ）
		滅裂思考	無秩序で断片的な観念を次々としゃべり、観念同士の結びつきがなく、話の大筋でさえ理解できなくなる

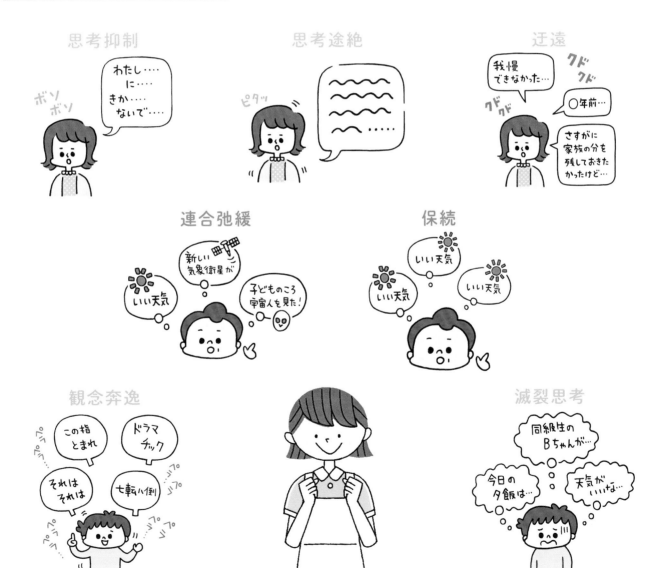

思考体験の異常

- **思考体験**は頭に浮かぶ内容や考え・概念（物事に意味をもたせたもの）を操って、自分自身で思考しているという能動感、コントロール感、主体感、自己所属感などの感覚を抱いていることをいう。
- 思考体験が障害されると、自我意識の障害として自分と外界の境界があいまいになり、誰かの考えが自分のなかに入り込んできたり、誰かから思考を邪魔されたりするような感覚が生じる[5]。

支配観念		ある思考が強い情動に結び付いて長期間意識内にとどまり、その人の意識（思考）を占有し続ける、観念・他のすべての思考に優先する思考
強迫思考		特定の思考、表象、衝動が絶えず心を占めて、意識して除去しようとしても取り除けない現象
自生思考		考えがひとりでに浮かんでくること。とりとめのない内容が多い
させられ思考	思考吹入	他人の考えが頭のなかに押し入ってくる
	思考奪取	自分の考えを抜き取られる
	思考干渉	自分の考えが他人に操られる
	思考伝播	自分の考えが考えているそばから内容が他人に伝わる、知れ渡っていると確信する

強迫思考

させられ思考

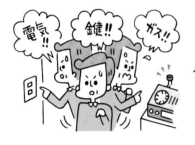 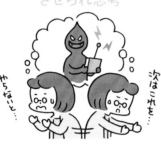

思考内容の障害（妄想）

- **妄想**とは明らかに誤った思考の内容を、それが正しいと確信しており、訂正不可能であるものをいう。

被害的な内容の妄想		
被害妄想		他人から危害を加えられる、いじめられると考える被害的内容の妄想の総称。「暴力団に狙われている」「殺されそうな気がする」「悪口を言いふらされている」など。
関係妄想		周囲の人々の言動や動作を自分に関係づけるもの。「道ですれ違った人の咳ばらいを自分への当てこすりと思う」「テレビを見ていたら自分のことを放送されたように感じた」など。
注察妄想		道を歩いていると、みんなが自分をジロジロ見ている。
追跡妄想		何者かに後をつけられている。
被毒妄想		食べ物や薬に毒を入れられた。
憑依妄想		狐、神霊などが自分に乗り移ったとしている妄想。
嫉妬妄想		配偶者が浮気をしていると確信する。
自己を過小評価する妄想		
微小妄想		自分の能力などを過小に評価する。
罪業妄想	うつ病3大妄想	過去の些細なことを気にかけて、自分は罪深い人間だと悩む。
貧困妄想		「経済的に行き詰まってしまった」「財産をなくした」と思い込む。
心気妄想		身体的病気はないにもかかわらず、何か重大な身体の病気にかかっていると思い込む。
自己を過大評価する妄想		
誇大妄想		自分の能力、地位、財産などを過大に評価する。「自分は天才だ」「自分は金持ちである」などと思い込む。
血統妄想		自分は皇室の一員だと思い込む。
恋愛妄想		異性が自分を愛していると思う。

上島国利, 渡辺雅幸, 榊惠子 編著：ナースの精神医学 改訂5版. 中外医学社, 東京, 2019：41-42. より引用

感情鈍麻（感情や知覚の障害）

● 感情鈍麻とは、外部からの刺激に対する感受性が鈍くなり、感情の荒廃が進んだ結果、**周囲に対して無関心、冷淡となった状態**をいう[6]。

例えば、お化けという刺激にびっくりするという感情が、鈍くなって麻痺するようなのが感情鈍麻です！

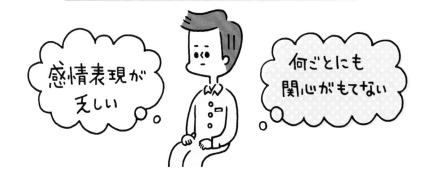

感情表現が
乏しい

何ごとにも
関心がもてない

錯覚（知覚の障害）

● 錯覚とは、実際に存在するものを誤って、**別のものとして知覚する**こと。錯覚は意識障害のあるときに出現しやすいが、正常な状態でも生じることがある[7]。

錯視

建物内の窓が、なんとなく人の目と鼻に見えてきた…

〈錯視の例〉

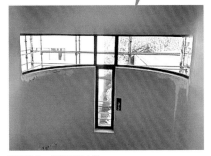

写真提供：横浜創英大学

幻覚

幻視
● 実際にはまったく存在しないものを、存在するものとして知覚すること[8]。

幻聴
● 実際には存在しない音が聞こえること。雑音などの単純な音が聞こえる場合（要素性幻聴）があるが、多くは意味のある人の声が聞こえてくる。
● 程度もさまざまで、何か言っているような気がするというものから、はっきりと意味のある声が聞こえてくる場合もある。命令の場合はそれに従って行動してしまう場合もある[9]。

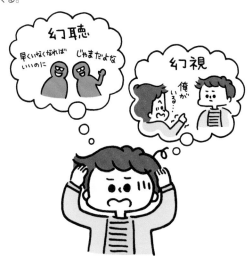

意識の障害

● **意識障害**とは、演劇に例えると、演劇を行うために必要な舞台照明の異常と考えることができ[10]、**意識混濁**（照明の強さ、すなわち明るさの異常）と**意識変容**（照明の当てかたの異常）の2種類がある。

● **意識変容**には、せん妄のほか、もうろう状態、アメンチアなどがあり、もうろう状態とアメンチアの病態を語るには、**意識狭窄**（意識野が狭くなった状態）という概念の理解が必要になる。

意識混濁

意識狭窄

意識変容
● せん妄

意識変容
● もうろう状態
● アメンチア

演劇に例えると

意識混濁

全員見えるけど、ぼんやりしてる…

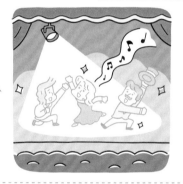

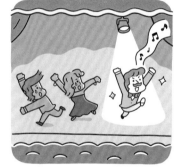

意識狭窄

1人見えるけど、他の演者が見えない…

せん妄
軽度の意識混濁を基盤として生じる意識変容。認知機能低下、思考の錯乱、幻視など。急性期または亜急性期で経過する

もうろう状態
てんかん、病的酩酊、頭部外傷などが原因。急激に発病し消退する

アメンチア
思考錯乱（思考のまとまりのなさ）、情動面の不安定さなど。中毒や身体疾患にもみられる。また、産褥期にもみられることが多い

〈引用文献〉
1. 上島国利, 渡辺雅幸, 榊惠子 編著：ナースの精神医学 第5版. 中外医学社, 東京, 2019：39.
2. 同上1：44.
3. 同上1：37.
4. 同上1：23.
5. 武藤教志：他科に誇れる精神科看護の専門技術 メンタルステータスイグザミネーションVol.1 第2版. 精神看護出版, 東京, ：307-311.
6. 同上1：45.
7. 同上1：37.
8. 同上1：19.
9. 同上1：37-38.
10. 同上1：48-50.

〈参考文献〉
1. 上島国利, 渡辺雅幸, 榊惠子 編著：ナースの精神医学 改訂5版. 中外医学社, 東京：2019.
2. 武藤教志：他科に誇れる精神科看護の専門技術 メンタルステータスイグザミネーションVol.1 第2版. 精神看護出版, 東京, 2021.

よく出合う精神疾患

統合失調症

統合失調症とは

● 統合失調症は、**思春期から成人期にかけて発病**し、特徴的な思考障害、自我障害、およびそれに伴う行動異常を示し、多くは慢性的に経過し、自発性や対人接触が低下し、社会生活に困難をきたす疾患[1]である。

● 発病に関しては、ストレス-脆弱性モデル(**図1**)、中枢ドパミン過剰仮説(**図2**)があり、いくつかの因子が相互に関与しているという多因子説が有力である。

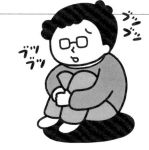

- 生涯発病率：約1％（0.8〜0.85％）
- 発病率に男女差はない
- 好発年齢は15〜35歳（男性平均21歳、女性26歳）

図1 ストレス‐脆弱性モデル

生まれながらの素因に社会的な要因が加わり、神経伝達物質のバランスが崩れることで統合失調症を発症すると考えられている。

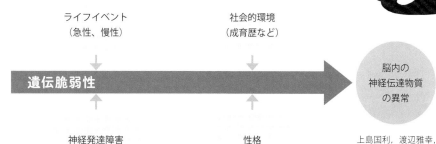

ライフイベント（急性、慢性）　　社会的環境（成育歴など）

遺伝脆弱性

脳内の神経伝達物質の異常

神経発達障害　　　　　　　　　　性格

上島国利, 渡辺雅幸, 榊恵子 編：ナースの精神医学 第5版. 中外医学社, 東京, 2019：82. を参考に作成

図2 中枢ドパミン過剰仮説

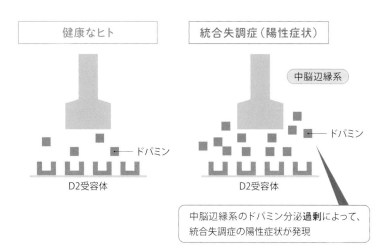

健康なヒト　　　　　　　統合失調症（陽性症状）

中脳辺縁系

ドパミン

D2受容体　　　　　　　　D2受容体

ドパミン

中脳辺縁系のドパミン分泌**過剰**によって、統合失調症の陽性症状が発現

統合失調症の発病に関しては、単一の因子は不明ですが、いくつかの因子が相互に関与しているという多因子説が有力となっています。特に「ストレス‐脆弱性モデル」「中枢ドパミン過剰仮説」の2つの考えかたが大切です。

木元 貴祥：エビリファイ（アリピプラゾール）の作用機序【統合失調症】. 新薬情報オンライン. https://passmed.co.jp/di/archives/105 （2024/1/23アクセス）

診断・分類

● 統合失調症の診断基準はWHOの「国際疾病分類 第10版(ICD-10*)」と米国精神医学会の「精神疾患の診断・統計マニュアル第5版(DSM-5*-TR™)」であり、**表1・2**に示す。

表1 ICD-10 での統合失調症の診断基準（抜粋）

a. 考想化声、考想吹入あるいは考想奪取、考想伝播
b. 支配される、影響される、あるいは抵抗できないという妄想、または妄想知覚
c. 患者の行動の実況や患者のことを話し合う幻声、または身体のある部分から聞こえる他のタイプの幻声
d. 宗教的・政治的身分、超人的力や能力等の文化的にそぐわない持続的妄想
e. 持続的な幻覚
f. 思考の流れに途絶や挿入があるために、まとまりのない関係性を欠いた話し方や言語新作が見られる
g. 興奮、常同姿勢、拒絶症、緘黙、昏迷等の緊張病性行動
h. 抑うつや向精神薬によるものではない陰性症状
i. 個人行動の複数の側面での全般的質における著明で一貫した変化（関心喪失、無為、社会的ひきこもり等）

上記 a ～ d のうち少なくとも１つ（明らかでなければ２つ以上）、あるいは e ～ h のうち少なくとも２つが、１か月以上明らかに存在していなければならない。

World Health Organization 編，融道男他 監訳：ICD-10精神および行動の障害 臨床記述と診断ガイドライン 新訂版. 医学書院，東京，2005：98-99. より転載

表2 統合失調症の診断基準：DSM-5-TR™（基準 A のみを抜粋）

A . 以下のうち２つ（またはそれ以上）、おのおのが１か月間（または治療が成功した際はより短い期間）ほとんど何時も存在する。これらのうち少なくとも１つは（1）か（2）か（3）である。
（1）妄想、（2）幻覚、（3）発話の統合不全（例：頻繁な脱線または滅裂）、（4）行動の著しい統合不全、またはカタトニア性の行動、（5）陰性症状（すなわち情動表出の減少、意欲低下）

日本精神神経学会 日本語版用語監修，髙橋三郎，大野裕 監訳：DSM-5-TR™ 精神疾患の診断・統計マニュアル. 医学書院，東京，2023：110. より一部抜粋して転載

症状

● 統合失調症の症状は、大きく「**陽性症状**」と「**陰性症状**」の２つに分けられる。

陽性症状：本来あるはずのないものが現れる

● 幻覚 ➡ 幻聴は統合失調症で最も多くみられる症状
● 妄想 ➡ 被害的な内容が多い（**被害妄想、関係妄想**等）
● 思路の障害（**連合弛緩**、滅裂思考等）
● 自我の障害（**作為体験、思考伝播**等）
● 興奮

陰性症状：本来あるはずのものが失われる、低下する

● 意欲減退、感情鈍麻
● 無為・自閉
● 社会性の低下

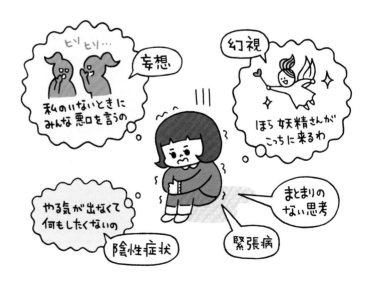

病期

● 統合失調症にはいくつかの段階があり、病気の経過によって症状も変化する（**図3**）。

1		2		3		4		5
前駆期（前兆期）	→	**急性期**	→	**消耗期（休息期）**	→	**回復期**	→	**慢性期**
倦怠感、疲労感、不眠などの**身体症状が中心**		**幻覚妄想**等の統合失調症の典型的症状が出現し、**病的体験に支配された行動**がみられる		無気力な状態であり、**陰性症状が中心**		無気力から脱し、余裕が出てくる		症状と付き合いながら**安定した生活の維持を**していく段階

図3　統合失調症の経過

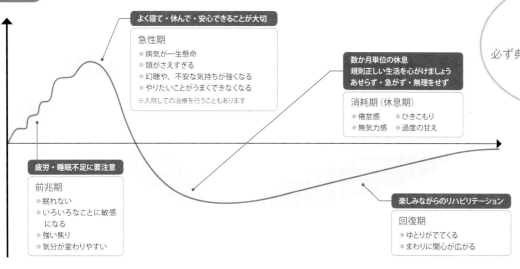

よく寝て・休んで・安心できることが大切

急性期
- 病気が一生懸命
- 頭がさえすぎる
- 幻聴や、不安な気持ちが強くなる
- やりたいことがうまくできなくなる
- ※入院しての治療を行うこともあります

数か月単位の休息
規則正しい生活を心がけましょう
あせらず・急がず・無理をせず

消耗期（休息期）
- 倦怠感　● ひきこもり
- 無気力感　● 過度の甘え

疲労・睡眠不足に要注意

前兆期
- 眠れない
- いろいろなことに敏感になる
- 強い焦り
- 気分が変わりやすい

楽しみながらのリハビリテーション

回復期
- ゆとりがでてくる
- まわりに関心が広がる

各病期の長さは個人差があり、必ず典型的な経過をたどるとは限りません。

地域精神保健福祉機構：統合失調症を知る心理教育テキスト当事者版　あせらず・のんびり・ゆっくりと 自分の夢・希望への一歩 改訂新版. 2008；8. より引用

治療 （薬物療法については Part 3 P.28-29 を参照）

● 統合失調症は、**抗精神病薬を中心とする薬物療法**および心理社会的な療法の併用が一番有効であることが知られている。また、薬物療法と家族教育、社会生活技能訓練などを併せて行うことで再発を防ぐことができる。

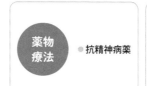

薬物療法 ── 抗精神病薬

非薬物療法
- **心理社会的療法**
  - ▶社会生活技能訓練（SST*）
  - ▶精神療法、作業療法、家族教育など
- 修正型電気けいれん療法（m-ECT*）

症状悪化・再発に影響する要因

● 統合失調症の回復過程や治療後の療養環境においてストレスにさらされることは悪影響となる。**家族の感情表出（EE*）が高い（high）こと**や過干渉などによる再発症率や再入院率の高さが指摘されている（**表3**）。

表3　EE 群でみる統合失調症の再発症率

	再発した人数	発症率
高EE群	38人／50人中	76%
低EE群	13人／47人中	28%

Brown G.W.et al.：Influence of Family Life on the Course of Schizophrenic Illness.　Br J Prev Soc Med 1962.　16；2：61. より一部抜粋して掲載
川島達史，長田洋和，亀井幹子 監修：高EEの意味とは,家族と統合失調症. https://www.direct-commu.com/mental-illness/ee/（2024/1/23アクセス）

PART 4　実習でよく出合う　精神症状・精神疾患

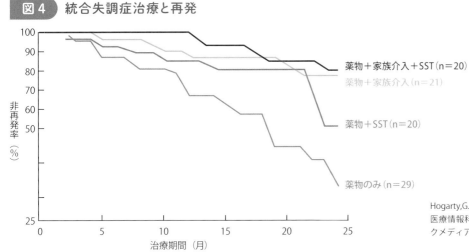

図4 統合失調症治療と再発

（縦軸）非再発率（%）: 100, 90, 80, 70, 60, 50, 25
（横軸）治療期間（月）: 0, 5, 10, 15, 20, 25

薬物＋家族介入＋SST（n=20）
薬物＋家族介入（n=21）
薬物＋SST（n=20）
薬物のみ（n=29）

統合失調症治療は、薬物療法と家族教育、社会生活技能訓練（SST）などの心理社会的療法と合わせて行うことで再発を防ぐことが知られています。

- 薬物＋家族心理教育＋SST が最も効果的。
- 1年までは薬物＋SST は家族療法と同程度で社会適応では上回っていたが就労や家族内葛藤のため再発➡効果の長期的維持には家族療法が必要。

Hogarty,G.E. et al：Arch Gen Psychiatry 48.340-347.1991
医療情報科学研究所 編：薬がみえるvol.1 第2版. メディックメディア，東京，2021：163. より一部改変して引用

観察とケアのポイント

● 普遍的セルフケア要件から観察とケアを行う。**急性期～慢性期の段階があり、病気の経過によっても症状が変化する**ため注意が必要である。

空気・水・食物	● **食事摂取量・飲水量** ▶ 幻臭・幻味や被毒妄想によって**拒食**傾向になる場合がある。必要時には代替の栄養摂取方法を検討する ▶ 注察妄想（P.52参照）により他患者と同じ環境で食事を摂取することが難しいような患者には、他患者と食事時間をずらすこと、個室で食事を摂取することなどを勧めてみる ▶ 一方で抗精神病薬の副作用や陰性症状による活動量の低下によって体重増加、肥満を認める場合もあるため、食事や間食の内容・摂取量増加にも注意する ▶ 過飲水が続くと**水中毒**に至る可能性がある。**In-Out**バランスを観察し、飲水量が自制できない場合は、必要時行動制限を行う ● **服薬状況** ▶ 病識の欠如や被毒妄想等によって**拒薬**する場合がある。症状が落ち着いているタイミングに服薬への理解を促す ▶ 副作用のつらさや飲み心地の悪さが拒薬につながる可能性もあるため、副作用の観察とともに、本人に飲み心地を確認していく ▶ 回復期～慢性期では、退院や社会復帰を見据えて服薬の**自己管理ができるよう、病識や服薬への理解を確認**していく
排泄	● **便秘や排尿障害の有無** ▶ 抗精神病薬の副作用による**便秘**が重症化すると**腸閉塞**を起こしやすい。排便状況を観察し、必要時には下剤を調整する ▶ 抗精神病薬の副作用で排尿困難や**尿閉**がみられることもある。排尿回数・尿量や腹部緊満の有無を観察していく ● **排泄行動の介助** ▶ 抗精神病薬の副作用によってADLの低下を認める場合には、排泄動作の介助を行う
個人衛生	● **清潔維持のための行動がとれているか** ▶ 注察妄想からくる恐怖心や、「風呂に入るな」といった命令口調の幻聴などによって、入浴、更衣等の清潔のセルフケア行動が損なわれる場合がある ▶ 消耗期には意欲減退などによって**身だしなみに無頓着になる**ことがあるため、清潔維持に向けた行動がとれるよう声掛けが必要となる ▶ 回復期～慢性期では、退院・社会復帰に向けて、徐々に1人で入浴や整容などの清潔のセルフケア行動がとれるようにはたらきかける

活動と休息	● **休息できる環境を整える** ▶特に、幻覚・妄想状態や精神運動興奮状態にある急性期では、**刺激を避けて安全に療養**できるよう環境調整する ▶消耗期には活動量が減少するものの、無理せず休めるように環境を整え、心身のエネルギーが回復するのを焦らず待つ ● **活動量** ▶命令口調の**幻聴**や**被害妄想**などによって活動範囲が狭まり、活動量が低下する場合がある ▶消耗期以降は、睡眠とのバランスを見ながら**段階的に活動量を上げていく** ▶社会復帰に向けて外出・外泊訓練を行い、1日1日の過ごしかたをいっしょに考える
孤独と 人付き合い	● **患者との信頼関係構築に努める** ▶幻覚・妄想の内容ではなく、それによって生じている**感情に着目**し、共感を示す ▶幻覚・妄想で混乱しているときには、**具体的な時間やイベントを伝え、現実が認識できるよう声掛け**をする ● **交流範囲の拡大** ▶回復期～慢性期では、リハビリテーションなどを通して**コミュニケーションスキルの向上や他患者と交流**が図れるよう支援する ▶病状をみながら家族などとの面会を調整していく ▶退院後に活用可能な社会資源について情報提供する
安全を維持する能力	● **自傷他害の防止** ▶急性期は特に幻覚妄想に左右され、興奮・攻撃性を伴う場合があり、**自傷**や**他害**のリスクが高い。患者の状態に合わせて、保護室での**隔離**や**身体拘束による行動制限**が必要になる ▶他害のリスクが高い場合は、**複数のスタッフ**で対応する ● **転倒転落などの事故防止** ▶抗精神病薬の鎮静作用や**錐体外路症状**(P.60参照)によって、**転倒するリスク**がある ▶隔離や身体拘束による行動制限時には、頻回に観察し、二次的な事故(下肢静脈血栓症、窒息、転落等)を防ぐ ● **症状の自己管理への支援** ▶行動制限を緩和し行動範囲が広がってきている時期は、外的刺激が増えるため、症状の再燃に注意する ▶回復期～慢性期では、退院後の生活を見据えて、症状との付き合いかたやストレス対処行動を考え、習得できるよう支援する

① 急性期

急性期の治療

● 急性期は、**幻覚・妄想などの陽性症状が強い場合**や**精神運動性興奮状態が激しくみられる**病期である。
● 急性期では、**抗精神病薬による薬物療法**が基本となる。幻覚・妄想が強い場合、あるいは精神運動興奮が激しい場合は、刺激の少ない物理的・人的環境を整えることが重要である。

抗精神病薬の作用

● 統合失調症の幻覚・妄想などの陽性症状は、ドパミンの過剰なはたらきによるものと考えられており、抗精神病薬は主に過剰になっているドパミンのはたらきを抑える作用がある。抗精神病薬は、大きく**定型抗精神病薬**と**非定型抗精神病薬**に分けられる。

● 定型抗精神病薬は、幻覚・妄想を抑える効果は強いが、副作用が生じやすい(クロルプロマジン、ハロペリドールなど)。一方、非定型抗精神病薬は、副作用を生じにくく、陰性症状への効果も期待されている(オランザピン、リスペリドン、クエチアピンなど)。

抗精神病薬の副作用

- **錐体外路症状**：黒質線条体系のドパミン経路が遮断されることで起こる副作用。抗精神病薬の副作用で最も発生頻度が高い（**図5**）。
- **悪性症候群**：投薬2週間以内に出現することが多い**重篤な副作用**（**表4**）。
- 抗精神病薬の副作用による口渇感から水を多飲してしまい、**低ナトリウム血症になる（水中毒※）**。130mEq/L未満は注意が必要である（**表5**）。

- **その他**：高プロラクチン血症（月経不順、無月経、乳汁分泌、肥満など）、眠気、めまい、起立性低血圧、性機能障害、体重増加・高血糖、便秘、排尿障害など。オランザピンやクエチアピンは、体重増加、高血糖が出現しやすいため、**糖尿病患者には禁忌**。

※**水中毒**（water intoxication）：過剰の水分摂取によって生じる中毒症状であり、具体的には低ナトリウム血症やけいれんを生じ、重症では死に至る。

図5　錐体外路症状

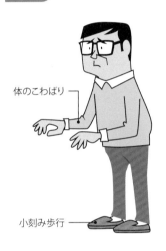
体のこわばり
小刻み歩行

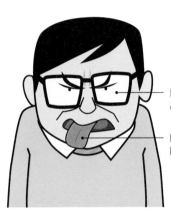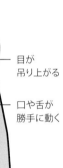
目が吊り上がる
口や舌が勝手に動く

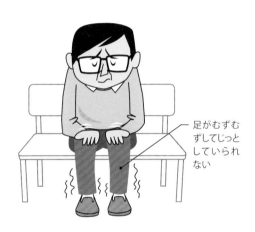
足がむずむずしてじっとしていられない

錐体外路症状	症状	出現時期
パーキンソン症候群	振戦、筋強剛、無動、姿勢・歩行障害等	投与開始後数週間〜
アカシジア（静座不能）	じっとしていられない、うろうろ動き回る	薬剤増量後・夕方〜就寝時
急性ジストニア	頸部や体幹のねじれ、体の硬直、眼球上転	投与開始後1週間以内
遅発性ジスキネジア	口や筋肉の不随意な運動（口をもぐもぐさせる、体を前後にゆする等）	投与1年以上継続後

表4　悪性症候群の症状と治療

症状	**38℃以上の高熱、筋硬直、発汗、嚥下困難、頻脈、意識障害、血圧変動、血中クレアチンキナーゼ（CK）上昇**など
治療	ただちに抗精神病薬を中止し、筋弛緩薬（ダントロレン）の投与を行う

表5　血中ナトリウム濃度と水中毒症状

血中ナトリウム濃度	症状
130mEq／L以上	一般的には無症状
120-130mEq／L	軽度の虚脱感や疲労感が出現
110-120mEq／L	精神錯乱、頭痛、悪心、食思不振
110mEq／L以下	けいれん、昏睡

急性期における観察とケアのポイント

● 急性期では幻覚・妄想に左右された言動によって日常生活全般に支障をきたしているため、セルフケアへの援助が重要となる。幻覚・妄想が強い場合、あるいは精神運動興奮が激しい場合は、**刺激の少ない物理的・人的環境を整える**ことが重要である。

● また、**自傷他害のおそれがある**場合は、安全の確保を第一に治療・看護ケアを行う。具体的には精神保健福祉法に基づいて**保護室への隔離、身体的拘束を実施**する。

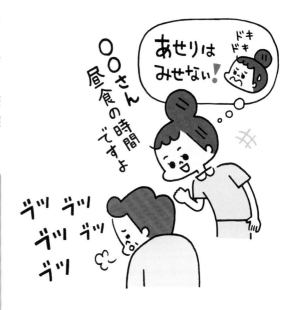

コミュニケーションの ポイント

● 現実感を得られる情報を伝える
例）「**昼食の時間ですよ**」

● 認知にはたらきかける
例）「**あなたに聞こえている声は、私には聞こえません**」

● 妄想を強化させないよう、妄想の内容ではなく、それによって生じている感情に共感を示す
例）「（物盗られ妄想に対し）**大切な物がなくなったらつらいですよね**」

---

② 消耗期～回復期

消耗期～回復期の治療

● 幻覚・妄想が強い状態、あるいは精神運動興奮が激しい状態のいわゆる急性期の症状が治まると、統合失調症の**消耗期**に入る。

● 消耗期はそれまでに消費したエネルギーが大きかったことと薬の副作用もあり、活力が落ちた状態になる。

● 消耗期には、症状の鎮静とともに処方される薬の量が減っていくことが多い。徐々に活力が戻ってくる時期に合わせて**作業療法、SSTなどの心理社会的な療法**を併用していく。

● 回復期には、少しずつ周囲への関心がもてるようになると同時に行動の範囲が広がり、自分自身でできることが増えてくるので、徐々に外出外泊などをして、患者本人も家族も**退院への準備**をしていく。

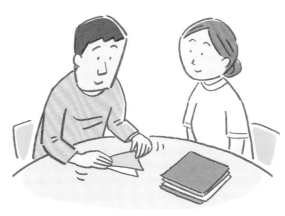

消耗期～回復期における観察とケアのポイント

● 回復期には、睡眠が十分に確保でき徐々に活力が戻ってくるので、少しずつ**自分自身の病気が理解できるようなはたらきかけ**を行っていく。

● 具合が悪くなるときの徴候やどのようなときに具合が悪くなるかなどの本人の病気への認識に合わせて、その具体的な対処方法などを患者や家族といっしょに考えていくことが大切である。また服薬の必要性を理解し、少しずつ**自分で服薬の管理が行えるように段階をふまえた援助**が必要になる。

● 幻覚・妄想などの症状によって低下していたセルフケア能力も徐々に回復してくるので、看護師がすべてを援助するのではなく、**できない部分を援助する**ようにしていく。さらに病棟で行うレクリエーションや作業療法への参加を促し、少しでも対人関係をもつことができるようにはたらきかけをしていく。

● 回復期が進むと、退院、社会復帰に向けて準備を行っていくが、十分な睡眠、休息をとり、焦りや無理はしないように心がけていくことが必要であることを認識してもらう。また**服薬の重要性を理解し、継続して服用する**ことが何よりも再発予防につながることを認識してもらう。

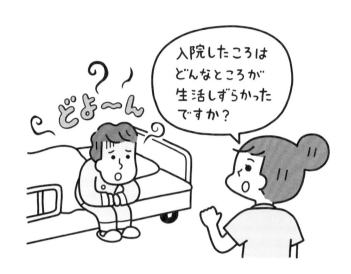

コミュニケーションの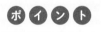

● 急性期にみられていた陽性症状と現在の状態を比較し、自分自身の病気が理解できるようにはたらきかける。
例)「**入院したころは、どんなところが生活しづらかったですか**」
例)「**つらかったときが100%としたら、今は何%ぐらいになりましたか**」

---

③ 慢性期

慢性期の治療

● 慢性期は長期入院、精神症状を繰り返す患者が多い。長期入院の要因としては、再発を繰り返す重症で回復困難な**難治性の統合失調症**や、**長期入院の影響**で病気の世界に埋没してしまう時間が増え、地域生活に戻るために必要な生活技能が低下していく患者が多い。

● **難治性統合失調症の薬物療法**：薬物療法が効果のない難治性の統合失調症は、統合失調症患者のうち20～30%存在すると報告されている。難治性統合失調症の薬物療法には、**クロザピン**が使用されることが多い。クロザピンは、治療抵抗性患者の40%以上に効果があるといわれている。

● **クロザピンの副作用**：顆粒球・好中球減少の重篤な副

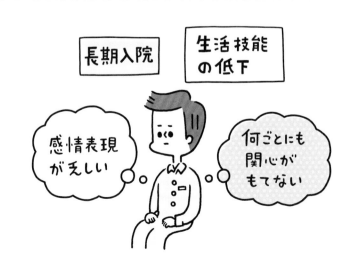

作用があるため、血液内科や糖尿病科の対応可能な認定された病院のみ治療を行うことができる。その他にも心筋梗塞、けいれん、糖尿病の悪化などに注意する必要がある。

● **心理社会的療法**：慢性期の主要な治療標的としては、対人関係や生活技能の障害に対して薬物療法と併せた**SST**や**リハビリテーション**などの心理社会的なアプローチが必要となる。

慢性期における観察とケアのポイント

● 慢性期は、長期入院の影響で主体性の欠如や社会性の欠如が特徴としてみられる。主体性の欠如に対しては、看護師が①**セルフケア行動**、②**服薬行動**、③**余暇活動**、④**金銭の管理**、⑤**家族（キーパーソン）**とのかかわりのアセスメントをすることが必要である。そのうえで患者の状況に応じてSSTやリハビリテーションプログラムを開始する必要がある。

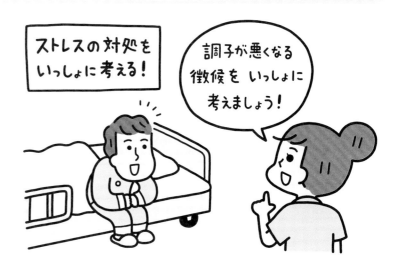

コミュニケーションの
ポイント

● 慢性期では、退院や社会復帰を見据えて服薬の自己管理ができるよう、病識や服薬への理解を確認していく。
例）「**お薬の飲み心地は、どうですか**」「**飲みにくい形状はありますか**」
● 退院後の生活を見据えて、症状との付き合いかたやストレス対処行動をいっしょに考えていく。
例）「**調子が悪くなる前には、どんな徴候があるかいっしょに考えていきましょう**」

慢性期は、治療を受け入れられているか否かが症状の安定度と関連があり、それは患者さんが病気や治療をどのように感じているかと密接に関連しています。

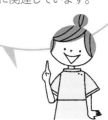

〈略語〉
＊【ICD-10】International Classification of Disease-10
＊【DSM-5】Diagnostic and Statistical Manual of Mental Disorders-5
＊【SST】Social Skill Training
＊【ECT】Electro Convulsive Therapy
＊【EE】Expressed Emotion

〈引用文献〉
1. 太田保之，上野武治 編：学生のための精神医学 第3版. 医歯薬出版，東京，2014：74.

〈参考文献〉
1. 太田保之，上野武治 編：学生のための精神医学 第3版. 医歯薬出版，東京，2014：74-86.
2. 川野雅資 編：精神看護学II 精神臨床看護学 第6版. ヌーヴェルヒロカワ，東京，2015：83-87，225-231，141，210.
3. 武井麻子 著者代表：系統看護学講座専門分野II 精神看護学[1]精神看護の基礎 第5版. 医学書院，東京，2017：243-246，210-214.
4. 渡邉博幸：統合失調症スペクトラム障害および他の精神病性障害群. COMHBO. 地域精神保健福祉機構HP. https://www.comhbo.net/?page_id=8553（2024/2/15アクセス）

気分（感情）障害

気分障害とは

● 気分とは情緒的で持続的な状態を表すものであり、誰でも喜怒哀楽といった感情をもち合わせている。しかし、この気分が変調をきたし、日常生活に支障が出てきた状態が**気分障害**（mood disorder）である。気分障害の診断基準は時代とともに変化しており、ICD10とDSM-5-TR™における気分障害の概念や言葉の意味は、**表6・7**のとおりである。

● 一般的に病相がうつ病エピソードのみの場合を**単極性うつ病**というが、これはDSM-5-TR™にない用語で、躁エピソードまたは軽躁エピソードの既往がなく、少なくとも1回の抑うつエピソードが存在することが特徴である。それに対しうつ病エピソードと躁病エピソードの両病相をもつ場合を**双極性（気分）障害**といい、従来の躁うつ病を指す（**図6・表8**）。DSM-5-TR™では双極症および関連症群と抑うつ症群は異なった症群とされている。

表6　気分（感情）障害に関係する言葉の意味

情緒（emotion）	● 体験された感情状態をいう
感情（affect）	● 情緒が表現された観察できる行動パターンをいう
気分（mood）	● 情緒と感情を含む全体的、持続的変化をいう。気分は快と不快の2つの気分状態に分類され、それぞれに特徴がある ▶ 快気分：**躁状態** ▶ 不快気分：**うつ状態**
抑うつ気分	● 気が滅入る、落ち込む、うっとうしい、悲しい、涙ぐむ。朝に気分が悪く夕方になると軽快するmorning depressionは単極性うつ病に特徴的とされるが、この日内変動は全例に認めるわけではない

表7　気分（感情）障害の概念

ICD-10気分（感情）障害 Mood（affective）disorders	F30　躁病エピソード　Manic episode F31　双極性感情障害（躁うつ病）　Bipolar affective disorder F32　うつ病エピソード　Depressive episode F33　反復性うつ病性障害　Recurrent depressive disorder F34　持続性気分（感情）障害　Persistent mood（affective）disorder F38　他の気分（感情）障害　Other mood（affective）disorders F39　特定不能の気分（感情）障害　Unspecified mood（affective）disorders
DSM-5-TR™ 双極症および関連症群	双極症Ⅰ型 双極症Ⅱ型 気分循環症 物質・医薬品誘発性双極症および関連症 他の医学的状態による双極症および関連症群 他の特定される双極症および関連症 特定不能の双極症および関連症 特定不能の気分症
DSM-5-TR™ 抑うつ症群	重篤気分調節症 うつ病 持続性抑うつ症 月経前不快気分障害 物質・医薬品誘発性抑うつ症 他の医学的疾患による抑うつ症 他の特定される抑うつ症 特定不能の抑うつ症 特定不能の気分症

中根允文，山内俊雄 監修，岡崎祐士 編：ICD-10精神科診断ガイドブック．中山書店．東京，2013：223．
日本精神神経学会 日本語版用語監修，髙橋三郎，大野裕 監訳：DSM-5-TR™　精神疾患の診断・統計マニュアル．医学書院，東京，2023．より一部抜粋して引用

図6　気分（感情）障害の病相

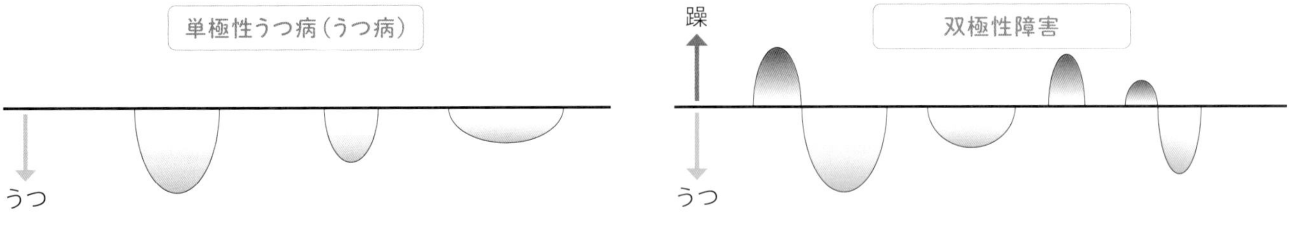

単極性うつ病（うつ病）

うつ

躁

双極性障害

うつ

加藤忠史 監修：双極性障害（双極症）ABC（すまいるナビゲーター双極性障害）．大塚製薬HP．https://www.smilenavigator.jp/soukyoku/about/　より引用（2024/2/16アクセス）

表8 単極性うつ病と双極性（気分）障害の差異

	単極性うつ病		双極性（気分）障害
症状	病相期　間欠期　うつ状態		躁状態　うつ状態
遺伝負因	より低い	<	**高い**
性差	**女性が男性の2倍**		女性＝男性
初発年齢（平均）	**中年期〜老年期**（40歳）		**青年期〜中年期**（30歳）
病前性格	**執着気質　メランコリー親和型性格**		循環気質
発病の誘因	あることが多い	>	より少ない
病相の反復性	より少ない	<	多い
精神病性症状の有無	より少ない	<	多い
気分安定薬の効果 （炭酸リチウム、カルバマゼピン）	より少ない	<	多い

上島国利，渡辺雅幸，榊惠子 編著：ナースの精神医学 改訂5版．中外医学社，東京，2019：96．より一部改変して引用

① 双極性（気分）障害

双極性（気分）障害とは

● 双極性障害は気分が高まったり落ち込んだり、**躁状態**と**うつ状態**を繰り返す脳の疾患である。激しい躁状態とうつ状態のある**双極Ⅰ型**と、軽い躁的な状態（軽躁状態）とうつ状態のある**双極Ⅱ型**がある（**図7**）。

● 躁状態では、気分が高ぶって誰かれかまわず話しかけたり、まったく眠らずに動き回ったりと、**活動的**になる。

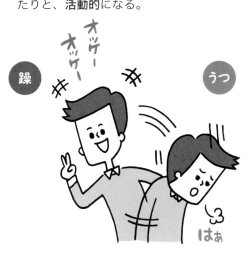

図7 双極性障害の病相

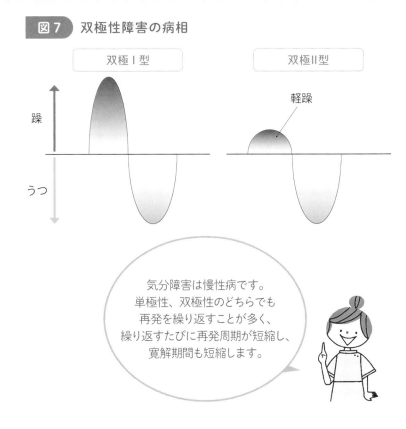

双極Ⅰ型　双極Ⅱ型

気分障害は慢性病です。
単極性、双極性のどちらでも
再発を繰り返すことが多く、
繰り返すたびに再発周期が短縮し、
寛解期間も短縮します。

疫学・病因

- 血縁者に双極性障害があると、発病危険率が高くなる（遺伝的要因があることは確かである）。
- 有病率は**0.315**％で、発症年齢は10代以降から、ピークは**20代後半**、中年期にも発症する。男女差はみられない。
- 双極性障害の原因はまだわかっていないが、遺伝的素因に環境的要因が加わり発症する（遺伝素因一致率：一卵性双生児60〜70％、二卵性双生児25％）。

  ▶ **環境的要因**：心理社会的ストレス
  ▶ **病前性格**：双極性障害になりやすい病前性格（陽気、社交的、温厚、親切という特徴をもつ循環性格）
  ▶ **神経伝達物質の要因**：ノルアドレナリン、セロトニンの機能的欠損や受容体過感受性説など、脳内のモノアミン系の異常が有力視されている

症状

- 双極性障害は**気分変動の制御が困難**で、そのために主観的あるいは社会的苦痛を強いられ機能低下している臨床状態がある程度（うつ状態：2週間以上、躁状態：1週間以上／DSM-5-TR™）持続し、多種多様な症状がみられる。

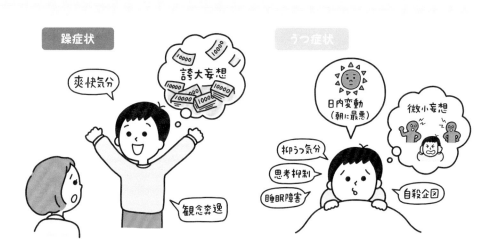

	躁状態	うつ状態
精神的症状	①**爽快気分**、気分の高揚 ②**多弁、多動** ③**観念奔逸**：考えがあちこちにいってまとまらない ④**誇大的**、自己中心的、自信過剰 ⑤易怒的、攻撃的 ⑥注意転導性の亢進（注意散漫） ⑦制御のきかない買い物、投資、電話、手紙を書くなどの行為 ⑧妄想：**誇大妄想、血統妄想、宗教妄想、発明妄想**など	①**自責感**、自己評価の低下 ②希死念慮、自殺念慮、自殺企図：うつ病患者の60％で自殺念慮があり、15％で自殺企図をするという報告がある ③意欲の低下：何もする気がしない、億劫で面倒くさい、興味や関心がわかない ④楽しみ、喜びを感じない ⑤思考の抑制：集中できない、考えがまとまらない、判断できない ⑥行動の抑制：表情・身振り・動作が少なくなる、声が小さくなる、会話量が減少する ⑦不安、焦燥：イライラとして落ち着かない ⑧妄想：**貧困妄想、微小妄想、虚無妄想、罪業妄想、心気妄想**がうつ病で特徴的とされる。抑うつ気分と一致する傾向があるが、気分に一致しない場合もある
身体的症状	①活動性が亢進、睡眠時間の減少 ②性欲亢進	①睡眠障害：入眠障害、中途覚醒、熟眠感の欠如、早朝覚醒いずれも生じうる ※特に**早朝覚醒**が内因性うつ病に特徴的 ②**食欲低下**：味がしない、美味しくない。体重減少に至る場合も多い（非定型うつ病では食欲増加、体重増加） ③**性機能障害**：性欲低下、インポテンス、オルガズム障害 ④**身体症状**：心気的、易疲労感、便秘、動悸、種々の疼痛（うつ病では実際に身体疾患を併存している場合も多く、鑑別は重要である）

鑑別する疾患

- 身体疾患や薬剤、物質、その他の精神疾患などから起因して同じ症状を呈する場合があるので、**表9**に示す障害と鑑別する必要がある。

表9 気分（感情）障害と鑑別すべき疾患

身体疾患	**神経疾患**	脳血管障害、脳炎、脳腫瘍、認知症、パーキンソン病など
	内分泌疾患	甲状腺機能低下症、ACTH欠損症、アジソン病など
	循環器系疾患	心筋梗塞などの虚血性心疾患、低血圧など
	消化器系疾患	膵臓疾患、過敏性腸症候群など
	呼吸器系疾患	慢性閉塞性肺疾患など
	自己免疫疾患	関節リウマチ、橋本病など
	悪性腫瘍	
	感染症	AIDS、結核など
	その他	低活動性せん妄、ビタミン欠乏症、睡眠時無呼吸症候群など
医療薬剤起因性		ステロイド、レセルピン、プロプラノロール、クロニジン、インターフェロン、抗パーキンソン薬、抗がん薬など
物質起因性		アルコール、マリファナ、覚醒剤、危険ドラッグなど
他の精神疾患		統合失調症など

上島国利, 渡辺雅幸, 榊恵子 編著：ナースの精神医学　改訂5版. 中外医学社, 東京, 2019：97. より引用

治療

- **入院加療**：躁状態で精神運動興奮が強度の場合には**入院加療**が必要である。軽症以外では入院を要することが多い。
- **薬物療法**：躁病急性期、うつ病急性期、再発防止期（維持期）によって使用する薬物が異なる。

▌躁症状の薬物療法 （薬剤の種類については、Part3 P.32 を参照）

- **躁症状は急速に悪化する**ことが多く、早急な薬物療法が必要である
- **気分安定薬**：**炭酸リチウム**は、躁病治療の第1選択薬といってよい。特に、多幸感や爽快気分を呈する典型的な躁病患者に有効である。

注意 血中濃度の中毒域と有効域が近接しているため、朝の服薬前の血中リチウム濃度に注意
炭酸リチウム：治療濃度（0.4-1.2mEq/L）
中毒濃度（1.5mEq/L以上）

- **抗精神病薬**：気分安定薬のみでは抗躁効果の即効性が期待しづらいため、気分安定薬に抗精神病薬を併用することが多い。

▌心理社会的治療

- **心理教育**：患者自身が疾患について学習し正しく理解することで、病気を受け入れコントロールできるようになることが目的のため、**心理教育は発症の初期に行う**ことが重要である。
- **家族療法**：家族が双極性障害に対する理解を深め、患者と協力して病気に立ち向かえるようにすることを目的としている。
- **認知行動療法**：うつ状態では物事の考えかたが否定的になり、些細なことでも自分を責めてしまいがちである。認知を修正し、肯定的にとらえる練習をすることで、**うつ状態を乗り切るための考えかた**を身につけるのが目的である。
  例）「○○ができなかった」ではなく、「△△はできた」と肯定的にとらえる練習をする

予防療法

● 双極性障害はほとんどの場合、**再発する病気**[1]であり、予防療法を行うことが大切である。再発の繰り返しは、社会的信用や財産、失職、家族の離別などを引き起こす。

● 度重なる再発は、**急速交代化（ラピッドサイクリング）**を誘発するおそれがある（**図8**）。急速交代化になってしまうと予防療法の効果が現れにくく、調子のよい時期（寛解期）がほとんどなくなってしまう可能性がある。

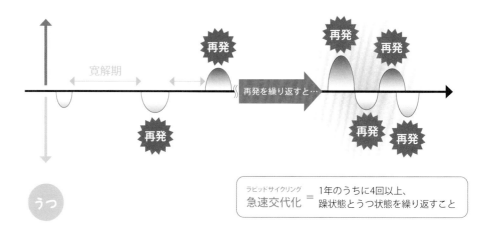

図8　急速交代化（ラピッドサイクリング）

躁

再発でおびやかされるもの
社会的信用　仕事　財産　家族　生命

治療しないと調子のいい時期（寛解期）が短くなってしまう

寛解期

再発

再発

再発を繰り返すと…

再発

再発

再発

再発

うつ

急速交代化（ラピッドサイクリング）＝1年のうちに4回以上、躁状態とうつ状態を繰り返すこと

観察・ケアのポイント

● 双極性障害では**躁状態とうつ状態で大きく看護が変わる**ので日々の観察が重要となる。日々の観察の基本は、その患者の状態の前後比較が重要となる。

コミュニケーションの ポイント	● 再発を繰り返さないためには、薬物療法と症状の自己管理が大切である。 例）**「病気の症状が落ち着いてきても自己判断で薬を中断したり、飲む量を変えてしまうと再発したり副作用が出たりするおそれがあるので注意しましょう」** 例）**「再発すると最初にみられる変化は人によって異なります。いつもよりイライラしたり、緊張したり、眠れなくなったりすることがあります」** ● 「眠りと気分の記録表」（**図9**）を活用していっしょに考える。

空気・水・食物	● **食事摂取量・水分摂取状況** 〈**躁状態**〉（以下▶は躁状態の観察・ケアのポイントを示す） 　▶一般的には食欲は亢進するが、活動量も増え休息もとらないため、やせてくる 　▶躁状態が重篤な場合は、気分が高揚し、注意力が散漫になるため、食事に意識が向かなくなるなど落ち着かない際は、看護師がそばについて食事を促すこともある。活動が活発なときは、特に水分摂取量に注意し、脱水症状を起こさないようにする 〈**うつ状態**〉（以下▶はうつ状態の観察・ケアのポイントを示す） 　▶食事量低下：うつ状態では食欲が低下し、食事量減少、体重減少につながる 　▶食物だけでなく水分も摂取しなくなるが、患者によっては口渇を訴えず、脱水症状となることがある 　▶飲水量が少ないようであれば、摂取量を記録し飲水を促すようにする 　▶食事・水分摂取量、体重、血液検査データなどから、患者の栄養状態を把握する 　▶胃腸症状：抗うつ薬のSSRIの副作用である胃腸症状（悪心）が出現することがある

排泄	◉便秘や排尿障害 ▶向精神薬の副作用や食生活の変化から、便秘や下痢になりやすい。排泄の回数や性状に注意し、下剤の使用も検討する。また、重度の躁状態の患者では、失禁、放尿がみられる場合や、排泄後の処理を十分できず、衣服を汚してしまうことがあるため援助が必要となる ▶うつ状態では、身体活動量の低下、水分・食事摂取量の減少により、便秘になりやすい ▶向精神薬を服用している患者の場合、抗コリン作用による便秘や排尿障害になることもある。重篤な場合には、腸閉塞や尿閉を起こすこともあるため排泄状態に注意する
個人衛生	◉清潔維持のための行動 ▶人により、華美な服装や化粧、露出が多くなるなど、身だしなみが変化する ▶重度の場合、気分が高揚し、洗面や入浴に関するセルフケアに注意が向かなくなる。身辺整理もできず、ベッド周囲が乱雑になる、洗面時に水を散乱させる、着衣が乱れるなど、気分の高揚とともに乱れが出てくる ▶うつ状態の場合は、自ら活動することがなくなり、入浴や更衣、洗面もしなくなる ▶自ら動くことができないため、清潔を保つセルフケアができない場合は看護師が状態によっては全介助、あるいは部分介助で入浴、洗面、更衣を支援する ▶症状改善とともに、1人でできない部分を援助し、できる部分を徐々に増やす。行動が遅く、入浴、更衣、洗面に時間がかかっても、本人のペースに合わせ、焦らせないようにする
活動と休息	◉休息環境の整備 ▶うつ症状が強い時期は、十分休息がとれように休める環境を提供する ▶活動・休息の様子や他患者との交流の様子から、ゆっくり休めているか、不安のレベルはどの程度か、どの程度のうつ状態のレベルにあるかを記録して観察する(**図9**) ◉活動量 ▶気分が高揚し行動が活発になり、過活動になる ▶重度になると、興奮し、過干渉になったりする。入院中は、他患者に過干渉になっていないか、トラブルは起きていないかを観察する ▶重度の場合、服を脱いだり、大声で歌を歌ったりと、トラブルにつながるような行動がみられることがある。そのような場合は、個室や隔離室を使用し、刺激を避け、1人で休息をとれる環境を整える。自ら休もうとしないため、睡眠・休息を十分とれるような薬物調整も行う ◉睡眠 ▶睡眠をとらなくても、いくらでも動けるような気分になる。夜間の睡眠と行動の状態を観察し、適量の睡眠薬を調整できるようにする ▶うつ状態では、ほとんどの場合に睡眠障害がある。十分な睡眠を確保できることは、回復への第一歩となる。客観的情報(睡眠時間、睡眠リズム)とともに、主観的情報(入眠困難、中途覚醒、早朝覚醒、熟眠感はあるかなど)を把握する ▶抗うつ薬・睡眠薬の使用の有無を把握する。睡眠パターンをつかむことは、薬の量と種類を適切なものに変更するための重要な情報となる
孤独と 人付き合い	◉人間関係の構築 ▶入院前に大きな買い物を繰り返し、経済的な負債を抱えている人や、家族関係が悪化したり会社を解雇されたりと、症状のために人間関係が破綻してしまう人もいる。しかし、薬物療法や入院による休息で躁状態が落ち着いてくると現実に直面し、孤独感が強まり、うつ状態や希死念慮を抱くこともある ▶回復期には、患者の言動を観察し、十分時間をとり受容的にかかわる。また、入院中の患者では、他患者に過干渉となるため、病棟内での人間関係を築くのに困難を抱える場合もある ▶うつ症状が強いときは、行動が抑制され、思考が緩慢になり、入院中の同室者とも話をせず、目を合わせず、対人接触を避けるようになる ▶重篤なときは特に、他患者からの刺激を避け、ゆっくり休める環境を整える

安全を維持する能力	● 自殺の防止 　▷ **回復期の自殺に注意する**。躁状態が重篤だったときの自分の行動を恥じたり、取り返しのつかないことをしてしまったという思いから、抑うつ的になり、自殺を考える場合があるためである 　▷ うつ状態の患者の自殺は、行動化できるほどの力があるとき、すなわち、最重度の場合よりも**初期と回復期にその危険性が高く**なる 　▷ 回復期には、気分より行動が先に回復を始めるため、気分が沈んだまま行動が先に立ち、自殺に結びつく可能性がある。いつもと違った言動はないか、注意が必要となる 　▷ 自殺の危険が高い場合は、閉鎖病棟や隔離室を使用するときもある。所持品は制限し、自殺の手段となる可能性があるもの（カミソリ、ライター、ひも類など）は持たせないよう注意する。**希死念慮**、**自殺企図の既往の有無**をアセスメントする ● 外傷や暴力などの防止 　▷ 多動で行動が激しいときは、不注意のうちに外傷を起こさないように注意する 　▷ 他患者への過干渉、興奮から暴力をふるう場合もあり、他患者を傷つけることがないよう、他患者と過ごす場でのかかわりの観察も重要である ● 症状の自己管理への支援 　▷ 症状の回復状態に合わせて、退院後の生活を見据え、症状との付き合いかたやストレス対処行動を考え、習得できるよう支援する

図9　眠りと気分の記録表

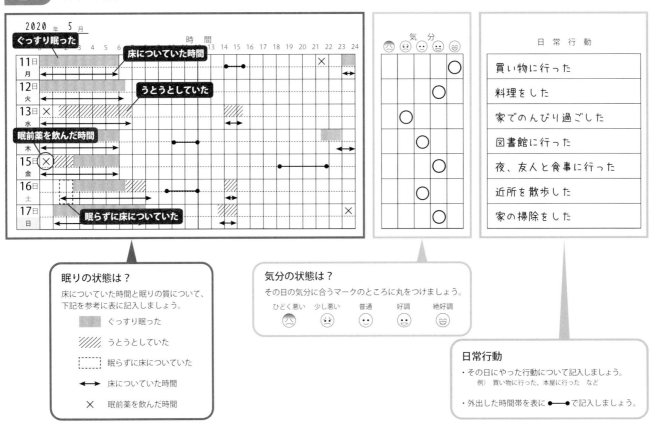

加藤忠史 監修：双極性障害ABC（すまいるナビゲーター双極性障害）．大塚製薬HP．https://www.smilenavigator.jp/soukyoku/about/　より引用（2024/2/16アクセス）

② うつ病性障害

疫学・病因

- 環境の影響を受けやすく、国によって有病率に**0.3〜19%**という大きな差がある(最近の研究では、発生率5%前後)。
- **女性**のほうが男性に比較しうつ病にかかりやすく、発症年齢は**20代**と**40〜50代**の2つのピークがある(日本では中高年男性を中心に自殺者の増加がみられ、その多くはうつ病による)。
  - ▶ 遺伝的素因:双極性障害ほど高くない(一卵性双生児40%、二卵性双生児10〜20%)
  - ▶ 環境要因:心理社会的ストレス(学業、受験、親子関係、職業、健康、家族関係、状況変化、喪失体験などライフステージにおけるできごと)
  - ▶ 病前性格:真面目、几帳面、完全主義、他者配慮的というメランコリー親和型性格
  - ▶ 神経伝達物質の要因:心理社会的ストレスなどの要因によって、セロトニンやノルアドレナリンの代謝に変化が生じ、うつ状態が引き起こされる

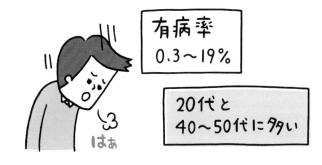

症状

- **うつ状態**を主体とする症状がみられる。うつ状態はあくまで状態像であり、複数(DSM-5-TR™では9項目中5項目以上)の症状が2週間以上持続した場合に「抑うつ病エピソード」とする。**抑うつ気分と興味、喜びの喪失**がうつ病の中核症状とされるが、高齢者ではむしろ焦燥や身体症状が前景となる場合も多い。

治療

- **休養**:軽症の場合には、休養だけで症状が軽快することもある。ストレス要因や責任から解放することが大切である。日常生活上で休養できない場合、休養のための入院治療も選択肢となる。
- **薬物療法**(薬剤の種類についてはPart3 P.30を参照):

薬物療法の主体は**抗うつ薬**である。適切な抗うつ薬の使用により、**60〜70%の患者**に有効性がみられ、残りの患者は難治性を示す。ただし、臨床的効果発現には服用して**10日〜2週間**程度を要するので注意が必要である。

観察・ケアのポイント

- 双極性(気分)障害の観察・ケアのポイントP.68を参照。

コミュニケーションのポイント

- うつ病性障害患者の2/3は**希死念慮**をもっているといわれているため、自殺を防ぐことが最も重要である。
- 特に初期と回復期にその危険性が高くなるため希死念慮、自殺企図の既往の有無をアセスメントする。
  例)「**死にたいと思うほど、つらい気持ちになりますか**」

〈引用文献〉　1. Goodwin F.K. Jamison K.R.:*Manic-depressive illness.:bipolar disorders and recurrent depression*. 2nd ed. Oxford University Press, U.K., 2007.

〈参考文献〉　1. 上島国利, 渡辺雅幸, 榊惠子 編著:ナースの精神医学　改訂5版. 中外医学社, 東京, 2019:92-100.
　　　　　　2. 萱間真美, 野田文隆 編:精神看護　こころ・からだ・かかわりのプラクティス. 南江堂, 東京, 2010:78-84.

PART 4

実習でよく出合う　精神症状・精神疾患

不安障害

不安障害とは

● 不安とは、差し迫った危険を知らせ、人がその危険に対処するための方策を立てることができるように覚醒させるサインであり、自己防衛機能として必要な能力である。対象のない漠然とした恐れを**不安**といい、はっきり対象のある恐れは**恐怖**という。

● 人は周囲の環境からストレスを受け続けているが、何とかそのストレスを回避したりするなどの対処をしている。その均衡が保たれなくなると病的な不安を生じることがある。この状態が**不安障害（不安症群・不安障害群）**である（**図10**）。

● ICD-10*とDSM-5*-TR™による不安を主症状とする疾患の主な診断名を**表10**に示す。

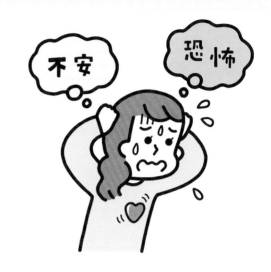

図 10 主な不安障害の種類

● 不安の対象や不安への反応の仕方で分類されている。

パニック障害	社交恐怖症	広場恐怖症	全般性不安障害
		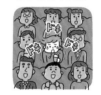	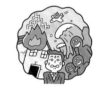
● 電車・交通機関での発作的な恐怖	● 公衆の面前、社交での不安	● 広い場所、群衆のなかの恐怖	● 毎日の生活のなかの漠然とした不安

表 10 不安を主症状とする疾患の診断名

ICD-10		DSM-5-TR™		概説
恐怖症性不安障害	広場恐怖症（F40.0）	不安症群	広場恐怖症（F40.00）	公共機関・広い場所・群衆の中などで著しい恐怖が生じ、そのような状況を避ける
	社交恐怖症（F40.1）		社交不安症（F40.10）	他者の注目を浴びる可能性がある場面での著しい不安
	特定の恐怖（F40.2）		極限性恐怖症（F40.218 F40.228 F40.23x）	特定の状況・場面への極端な恐怖・不安
その他不安障害	パニック障害（F41.0）		パニック症（F41.0）	パニック発作（突然、激しい恐怖が発作的に生じる）を繰り返す
	全般性不安障害（F41.1）		全般不安症（F41.1）	いろいろな出来事・活動を過剰に心配する。過度な心配性
	混合性不安抑うつ障害（F41.2）		分離不安症（F93.0）	愛着をもっている人から別れた結果生じる過剰な不安
			場面緘黙（F94.0）	通常は話せるが、特定場面で全く話さない

中根允文，山内俊雄 監修，岡崎祐士 編：ICD-10精神科診断ガイドブック．中山書店．東京，2013.
日本精神神経学会 日本語版用語監修，髙橋三郎，大野裕 監訳：DSM-5-TR™　精神疾患の診断・統計マニュアル．医学書院，東京，2023．を参考に作成

症状

- 不安は神経症状ばかりでなく、身体症状としても出現する（**表11**）。
- 不安障害では「また発作が起きるのではないか」という

不安をもとに、「次はもっと激しい発作ではないか」「今度こそ死んでしまうのでは」という不安が消えなくなる**予期不安**という症状がみられる。

表11 不安の症状

精神症状	イライラ、落ち着かない感じ、集中力が低下する、注意散漫、焦燥感、疲労感、緊張感、抑うつ、悲観的な思考、自信がもてない
身体症状	頻脈、血圧上昇、発汗、冷汗、呼吸数の増加、筋緊張、顔面蒼白・紅潮、口渇、頻尿、便秘・下痢、立毛、食欲低下・過食、悪心・嘔吐、不眠
行動の変化	普段よりも多弁・無口になる、声のトーンが高くなる、話題が変わりやすい、一貫性のない言動、繰り返し同じことを言ったり確認したりするなど

川野雅資 編著：精神症状のアセスメントとケアプラン 32の症状とエビデンス集. メヂカルフレンド社, 東京, 2012：229. より引用

治療

- 主軸は**薬物療法**と**心理療法**である。
- **薬物療法**：**選択的セロトニン再吸収阻害薬（SSRI*）** が第一選択の治療薬となっている。ベンゾジアゼピン系抗不安薬を使用することもあるが、常用量での依存形成のリスクもあるため注意が必要である。
- **心理療法**：**行動療法**と**認知行動療法**（P.42参照）の有用性が確認されている。また、薬物療法と併用して、**精神療法**、**運動療法**、行動療法や**音楽療法**、**リラクセーションカプセル**、**リラクセーション**〔漸進的筋弛緩法、呼吸法、瞑想法、受動的音楽療法、アファメーションなど（P.117参照）〕の効果が示されている。

- 代替・補完療法の効果は個人差があるため、その人に合った治療法を見つけることが大切である。

観察とケアのポイント

- 不安障害に対するケアは、**不安の程度（知覚領域や身体反応の状況）に合わせる**必要がある（P.74**表12**）。ケア全般に関して、薬物療法の副作用などが不安を誘発する可能性も含めた観察が必要である。
- 看護師自身が患者の不安に巻き込まれる可能性もあるため、**チームカンファレンス**などで患者の情報を共有し、客観的な評価をもとに**感情的に巻き込まれないようにする**ことも必要である。
- 不安のレベルが強い場合には、環境調整が重要で**患者自身のみならず他患者や看護師自身の安全を確保できる環境**を整える必要がある。
- 最終的には、患者が退院した後の生活のなかで不安をセルフコントロールできるような教育計画が必要になる（P.74**表13**）。
- **家族支援**：不安の程度が軽度から中等度の場合、本人よりも周囲の評価が低いことが多く、**患者は周囲の理解が得られず孤立してしまう**ことがある。患者が家族や社会から孤立することがないよう、家族への教育的介入が重要である。

コミュニケーションの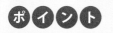

- 不安のレベルが高い場合には、看護師が「～しましょう」などと行動をある程度具体的に指示することが必要であり、刺激の少ない静穏な環境を配慮する。
- 不安のレベルが中等度の場合には、患者自身の感情を言語化できるよう促す。
- 不安による苦痛については共感的態度を示す。
- 不安に対して適切な対処行動がとれた場合など、肯定的フィードバックを行う。

表 12　不安の程度に合わせたケア

不安の程度	注意力	理解力	知覚領域	身体反応	状況	ケアのポイント
軽度	↑	↑	↑	－	日々の生活のなかで起こる緊張によって生じる。注意深くなり、見ること、聞くこと、理解することなどが普段よりも鋭くなる。人はその反応を自覚し言語化できる。その種の不安は学習の動機を与え、個人の成長を促す	●入院環境の不安をコントロールできるような心理教育などの教育的ケアの実施 ●患者に合ったリラクセーションの提供と症状再燃などの観察 ●退院後の生活への調和をめざした不安のセルフコントロール感覚の習得に対する支援
中等度	↑	↓	↓	＋	不安対象に意識が集中するあまり、他のことは無関心になる。理解力など低下するが、注意を喚起されると意識を向けることはできる。学習能力や問題解決能力が極端に低下し、普段は対処できることも自発的に行うことが困難になる	●安心できるような環境を調整する ●不安の言語化を促し体験を共有しながら支持的にかかわる ●不安を感じた前後の状況や心理的な変化を言語化してもらう
強度	↓	↓	↓↓	＋＋	意識が不安対象の細部へと集中しがちで、その他のことは何も考えられない。理解力が著しく低下し、他のことに目を向けるためには強い指示が必要となる。すべての行動は安心を得るために行っているが、非効果的・非効率的である	●安心できるような環境を調整し、不安レベルを下げる ●急な環境変化などの症状増悪を予防する ●不適切な対処に伴う自傷や他害への予防と安全な環境調整
パニック	指示に従えない		↓↓↓	＋＋＋	畏怖、心配、恐怖の感情を伴い、セルフケアコントロール感覚を失う。活動性が亢進して興奮状態になったり、反対にまったく動くことも話すこともできなくなる。知覚が混乱し命令されても行動することができない。長時間のパニック状態は死を招くこともある	●不適切な対処に伴う自傷や他害への予防と安全な環境調整 ●安心できるような環境を調整し、不安レベルを下げる

坂野雄二, 貝谷久宣, 福井至, 不安・抑うつ臨床研究会 編：不安障害の認知行動療法. 日本評論社, 東京, 2010. を参考に作成

表 13　不安障害に対する具体的ケアプラン

不安に対する非効果的な対処行動

目標	●不安を言語化できる ●新しい対処行動に興味・関心を示すことができる ●自分に合った対処行動を獲得できる
ケアプラン	**O-P** 1. **不安のレベル** 2. 不安になりやすい時間帯、**不安を増幅させるエピソード** 3. 患者の対処行動とその効果 4. 患者の対処行動による生活への影響の程度 5. 興味・関心のある気分転換 **T-P** 1. 患者の体験した**感覚や感情を表出できるよう援助する** 2. 不安による苦痛について共感的態度を示す 3. 不安の対処行動について話し合いながら、**患者に合った対処方法**をいっしょに探す 4. **肯定的な**フィードバックを行う 5. 患者のペースに合わせて取り組めるよう支援する **E-P** 1. 不安の前兆と身体・心理・行動の変化のつながりを説明する 2. 患者に合ったリラクセーションを指導する

> 不安のレベルが中等度のときに言語的アプローチを取り入れる

> 不安増強因子を把握することで、適切な対処行動を検討することができる

> 感情の処理をするうえで、言語化は有効な手段となる

〈略語〉
＊【ICD-10】International classification of Disease-10
＊【DSM-5】Diagnostic and Statistical Manual of Mental Disorders-5
＊【SSRI】Selective Serotonin Reuptake Inhibitor

〈参考文献〉
1. 川野雅資 編著：精神症状のアセスメントとケアプラン 32の症状とエビデンス集. メヂカルフレンド社, 東京, 2012.

強迫性障害

強迫性障害とは

- **強迫性障害**（強迫症）は、特定のことがらに対して繰り返し生じる思考（**強迫観念**）と、それを打ち消すための繰り返しの行動（**強迫行為**）によって成立している（**図11**）。
- 強迫観念や強迫行為は長時間を浪費し、通常強い不安や苦痛を伴い、日常生活に強い悪影響を生じさせる。患者は自身の思考や行動が非合理的で過剰であることを自覚しているが、症状にあらがうのは困難であり、症状は長期持続されやすい。
- 発症は**思春期・青年期**にピークがあり、長期間にわたり患者や家族の人生に影響を与える。
- 強迫性障害の診断基準として、WHOの「国際疾病分類第10版(ICD-10)」を**表14**に示す。

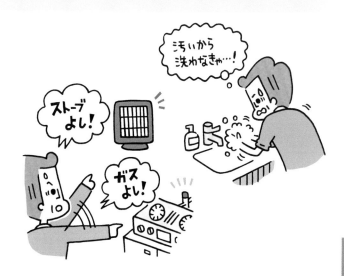

図11 典型的な強迫性障害における強迫症状の行動分析

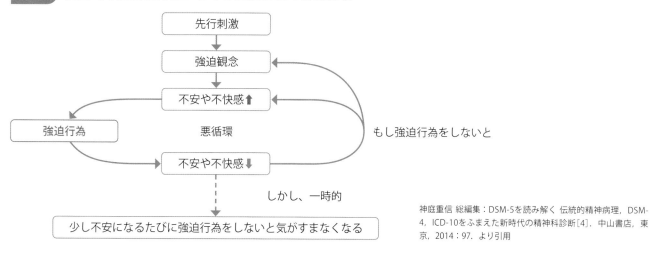

神庭重信 総編集：DSM-5を読み解く 伝統的精神病理，DSM-4，ICD-10をふまえた新時代の精神科診断[4]．中山書店，東京，2014：97．より引用

表14 ICD-10での強迫性障害の診断基準（抜粋）

確定診断のためには、強迫症状あるいは強迫行為、あるいはその両方が、少なくとも2週間連続してほとんど毎日存在し、生活する上での苦痛か妨げの原因でなければならない。強迫症状は以下の特徴をもっているべきである。

a. 強迫症状は患者自身の思考あるいは衝動として認識されなければならない。

b. もはや抵抗しなくなったものがほかにあるとしても、患者が依然として抵抗する思考あるいは行為が少なくとも1つなければならない。

c. 思考あるいは行為の遂行は、それ自体が楽しいものであってはならない（緊張や不安の単なる低減は、この意味で楽しいとはみなされない）。

d. 思考、表象あるいは衝動は、不快で反復性でなければならない。

World Health Organization 編，融道男他 監訳：ICD-10精神および行動の障害 臨床記述と診断ガイドライン 新訂版．医学書院，東京，2005：154-155．より転載

症状

● 代表的な強迫行為には、**掃除や洗浄、確認、繰り返される儀式的行為、数える行為、整理整頓、物の収集**などがある。
● 強迫観念には**攻撃的、汚染、性的、保存や節約、宗教**的、**対称性や正確さの希求**などに関するものがある。それらの関連を強迫性障害の**4因子モデル**（**図12**）で示した。

図12 強迫性障害の4因子モデル

強迫観念と強迫行為には一定の相関があり、相関の強さによっていくつかの因子に分けられる。図はBlochらによるメタ解析で得られた4因子モデル

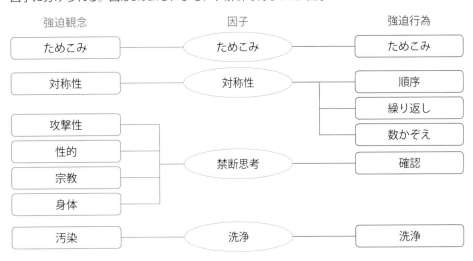

原田誠一 編集主幹，森山成 担当編集：メンタルクリニックでの主要な精神疾患への対応［2］不安障害，ストレス関連障害，身体表現性障害，嗜癖症，パーソナリティ障害. 中山書店，東京，2016：42. より引用

治療

● 典型的な強迫性障害に関して、現在明らかに効果が認められている代表的な治療法は、**曝露反応妨害法（ERP*）**を中心とする行動療法と**選択的セロトニン再取り込み阻害薬（SSRI*）**を中心とする薬物療法である[1,2]（薬物療法についてはPart 3 P.30参照）。
● **薬剤**：SSRIが第一選択とされるが、40～60%の患者はSSRIで十分な効果がないともいわれている[3]。
● **曝露反応妨害法**：曝露法と反応防害法を同時に組み合わせる療法である。はじめは、一時的に不安が強くなっても時間とともに弱くなる現象を患者が体験すること（habituation）を意図して行う。治療の対象となる具体的な不安刺激状況を刺激価の低いものから高いものへと並べた**図13**のような不安階層表（ヒエラルキー）を患者とともに作成する。そして、ヒエラルキーの低いものから段階的に高いものへと治療者がモデルを示しながら刺激状況への曝露と強迫行為への反応妨害によりhabituationを進める。

図13 不安階層表

不安階層表

100	
	90：以前皮膚科に履いて行ったスニーカーを履く
	85：トイレの便座に直接腰かける
80	
	70：水道の蛇口を触る
	69：トイレのドアノブを触る
60	
50	50：レンタルDVDを借りる
	49：足の裏に触る
	45：車から出るときの確認を短くする
40	40：トイレの壁を触る
	38：お金を触る
	35：電気のスイッチを触る
20	
0	

100：最も強い不安や不快感があり、避けてしまいたくなるような状況（もの、動作、状況など）
  0：全く不安や不快感が起こらない、リラックスした状況（もの、動作、状況など）

川野雅資 編著：精神症状のアセスメントとケアプラン 32の症状とエビデンス集. メヂカルフレンド社，東京，2012：229. より引用

観察とケアのポイント[4]

● 患者との信頼関係ができていない段階では、**強迫行為を無理に禁止してはいけない**。患者は強迫行為によって、不安に対処しているため、禁止すると不安が増幅するからである。

● 強迫行為そのものではなく、**不安やおそれの感情に何とか対応しようとしている**ため、看護師は人間としての患者に関心を向けることが看護の基本となる。

● 強迫行為や不安による緊張が持続しているようであれば、音楽、ゲーム、運動などに誘ったり、日常生活、趣味、食べ物、最近のできごとなど楽しめる話題を選んで会話し、**強迫観念に対する「とらわれ」からの離脱を図る**。また、リラクセーション（P.117参照）についても説明する。さらに、強迫行為をより現実的で安全な対処行動に置き換えられるよう援助する。

● 看護師は、強迫行為が患者の日常生活にどれだけ影響を及ぼしているか、また、患者自身や周囲の者を巻き込んで自傷や他害、トラブルのおそれがないかな

どを判断して、必要に応じて介入する。

● 家族や患者の周囲の人たちには、強迫行為について正しい認識が得られるよう、わかりやすく説明し、患者に対して共感的な対応ができるように指導する。

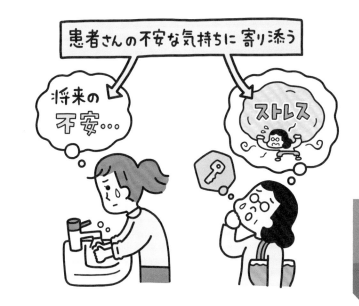

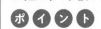

コミュニケーションの
ポイント

● ストレスや感情を自由に表現できるように促すコミュニケーションを図る。
● 感情と強迫行為との関連を患者自身が認識できるようにかかわる。
● 不安に対する健康的な対処方法を見出せるように支える。自己モニタリングのために**図13**の不安階層表を用いることも有効である。

〈略語〉
＊【ERP】Exposure and Response Prevention
＊【SSRI】Selective Serotonin Reuptake Inhibitor

〈引用文献〉
1. Greist J.H.：An integrated approach to treatment of obsessive compulsive disorder. J Clin Psychiatry 1992；53：38–41.
2. Treatment of obsessive-compulsive disorder. The Expert Consensus Panel for obsessive-compulsive disorder. J Clin Psychiatry 1997；58：2-72.
3. ベンジャミン J.サドック，バージニア A.サドック 編，井上令一，四宮滋子 監訳：カプラン臨床精神医学テキストDSM-IV-TR診断基準の臨床への展開 第2版．メディカル・サイエンス・インターナショナル，東京，2004：669-670.
4. 松下正明，坂田三允，樋口輝彦 監修：精神看護学 改訂版（新クイックマスター）．医学芸術新社，東京，2009：446-447.

〈参考文献〉
1. 川野雅資 編著：精神症状のアセスメントとケアプラン 32の症状とエビデンス集．メヂカルフレンド社，東京，2012.
2. 原田誠一 編集主幹，森山成 担当編集：メンタルクリニックでの主要な精神疾患への対応［2］不安障害，ストレス関連障害，身体表現性障害，嗜癖症，パーソナリティ障害．中山書店，東京，2016.

心的外傷およびストレス因関連障害

心的外傷およびストレス因関連障害とは

- **心的外傷後ストレス障害（PTSD*）とは、心的外傷（トラウマ）体験**に曝されたことによる精神的後遺症のことを指す。
- PTSDの定義は、「地震などの自然災害、爆発事故や交通事故などの人為災害、暴力犯罪被害、性暴力被害、拉致監禁、テロ、戦闘、虐待、ドメスティック・バイオレンス（DV*）など、心的外傷（トラウマ）となるできごとを原因として生じる特徴的なストレス症状である」とされている[1]。
- 心的外傷およびストレス因関連障害は、はっきりと確認できる心的外傷的できごとまたはストレス因、または児童期の不適切な教育による障害を集約する診断分類である。DSM-5*-TR™では、心的外傷およびストレス因関連障害としての下位診断が**表15**の分類になっている。

表15　心的外傷およびストレス因関連障害

反応性アタッチメント症
脱抑制型対人交流症
心的外傷後ストレス症
急性ストレス症
適応反応症
遷延性悲嘆症
他の特定される心的外傷およびストレス因関連症、特定不能の心的外傷およびストレス因関連症

日本精神神経学会 日本語版用語監修, 髙橋三郎, 大野裕 監訳：DSM-5-TR™ 精神疾患の診断・統計マニュアル. 医学書院, 東京, 2023. を参考に作成

言葉の定義

- **心的外傷体験**：「きわめて脅威的かつ破局的」な体験[2]
- **心的外傷（トラウマ）**：一般に心身的に不快をもたらす要因をストレスといい、それが異常に強い心的な衝撃を与え、その体験が過ぎ去った後も体験が記憶のなかに残り、精神的な影響を与え続けるとき、このような精神的後遺症を心的外傷（トラウマ）と呼ぶ[3]
- **トラウマ反応**：心的外傷による精神的な変調をトラウマ反応という[3]

診断

- DSM-5-TR™では、下記の基準にそって診断している。

- **PTSD**：心的外傷となるできごとから、症状が**1か月以上**持続する
- **急性ストレス障害（ASD*）**：心的外傷となるできごとからすぐに発症し、症状は3日以上継続し**1か月未満**で自然治癒する
- **正常ストレス反応**：できごとの直後には、一過性の睡眠障害や抑うつ気分などストレス反応が起こる場合がある。これはPTSDやASDとは区別され、正常反応とされている（**図14**）
- 診断には「実際にまたはあやうく死ぬ」「重傷を負う」「性的暴力を受けるできごと」のうち、直接体験すること、他人に起こったことを目撃すること、近親者などに起こったことを耳にするなどの1つ以上に曝されることが必要である

図14　トラウマ反応の時間経過

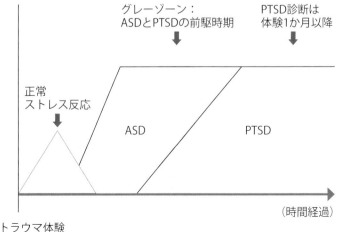

症状

- **再体験症状（侵入症状）**：トラウマに関する不快で苦痛な記憶が、突然、鮮明に生々しい感覚として蘇ったり（**フラッシュバック**）、繰り返し悪夢をみたりする。
- **回避・麻痺症状**：トラウマ体験を想起させる場所や人などを避けたり、できごとの記憶を思い出せなかったり、人ごとのように感じたりすることがある。
- **認知と気分の陰性変化**：活動や参加意欲の減退、孤立感や周囲からの疎遠な感覚、さまざまなことに関心や興味をもてなくなったり、幸福感や優しさなどの感情がもてなくなったりする。

- **過覚醒状態**：不眠やイライラ、集中困難、些細なことで驚く（驚愕反応）などの過敏な状態である。

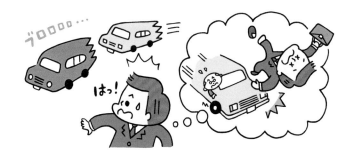

治療

- PTSDの治療法としては、**精神療法**と**薬物療法**がある。
- **精神療法**：心理教育、認知行動療法、その他（集団療法、心理的ディブリーフィングなど）
- **薬物療法**：抗うつ薬の選択的セロトニン再取り込み阻害薬（SSRI*）が第一選択となっている。そのほか、三環系抗うつ薬、β遮断薬（アドレナリン作動性遮断薬）、ベンゾジアゼピン系抗不安薬、気分安定薬、多元受容体作用抗精神病薬なども用いられる。

観察とケアのポイント

- PTSDは、半数程度は自然回復が見込まれるので、自然に回復できるような環境を調整し、**表16**の観察ポイントを確認しながら、**二次的トラウマ**を与えないようにすることが重要である。
- 二次的トラウマは、**医療者の悲嘆の軽視や病院などの配慮のない対応**などから生じるため、第一に安全が確保されることが重要である。身体的安全が確保されると、次第に**心理的な安全を確保していくこと**につながる。
- 家族や身近な人との関係を調整し、援助できる人を探していく。そして、医療者との間に安全な関係ができれば**心理的ケア**を始めることができる。

表16　PTSDの観察ポイント

● トラウマ体験	● 罪責感
● 自己安全感の喪失状況	● 自己統御、自尊感情の程度
● 再体験症状（フラッシュバック、悪夢など）	● 不安、パニック、分離不安
● 睡眠障害（不眠、早朝覚醒、睡眠中の悲鳴）	● フラストレーション、焦燥、集中力
● 抑うつ状態	● 対人関係、家族関係
● 感情の否認または情緒麻痺	● 性的問題
● 解離症状（現実感の喪失、離人感、健忘など）	● 物質乱用
● 怒り（潜在性のものもある）	

ジュディス・M.シュルツ, シェイラ・ダーク・ヴィデベック 著, 田崎博一, 阿保順子 監訳：看護診断にもとづく精神看護ケアプラン. 医学書院, 東京, 1997：322-328. を参考に作成

心理的ケアの原則

● 心理的ケアでは、次の❶～❸が必要といわれている。

> ❶ 安全のなかでの再体験
> ❷ 自己統御感 (セルフ・コントロール) の回復
> ❸ 自己尊重感 (セルフ・エスティーム) の回復

● PTSDの場合、外傷性記憶の処理が安全のなかで緩やかに進んでいくことが必要で、**急激に起こると容易に再外傷体験**となる[4]。その方法として、対象者に語らせるのではなく、対象者が自ら語れるようにする。成人では語り、安全のなかで再体験をし、**記憶を再統合することの繰り返し**こそが回復となる[4]。

● PTSDは、災害、犯罪被害や性暴力被害などさまざまな要因で生じるために、それぞれのできごとに応じた対応が重要であるが、下記に主な介入方法を示す。

〈PTSD への介入方法〉

❶外傷体験から脅威に過敏になっているため脅威を与えないように接する

❷身体的にも精神的にも安全を保障できる環境を提供する

❸対象者の外傷体験やその時点の感情や行動について、看護師は傾聴と共感に努め批判しない

❹アルコールや薬物の乱用について観察し、問題になる場合は治療プログラムを導入する

❺症状に対する知的理解を促し、症状回復への見通しなどの心理教育的アプローチを行う

❻家族、重要他者に対する心理的教育アプローチを行う

❼状態に応じ集団療法やサポートグループのなかで感情や体験を話すように促す

〈略語〉
＊【PTSD】Posttraumatic Stress Disorder
＊【DV】Domestic Violence
＊【DSM-5】Diagnostic and Statistical Manual of Mental Disorders-5
＊【ASD】Acute Stress Disorder
＊【SSRI】Selective Serotonin Reuptake Inhibitor

〈引用文献〉
1. 飛鳥井望：PTSDの診断と症状. 看護技術 2005；51(11)：933-936.
2. 融道男他 監訳：ICD-10精神および行動の障害 臨床記述と診断ガイドライン 新訂版. 医学書院, 東京, 2005：156-157.
3. 金吉晴 編：心的トラウマの理解とケア 第2版. じほう, 東京, 2006：3.
4. 金吉晴ほか：PTSD（心的外傷後ストレス障害）. 星和書店, 東京, 2004：83-102.

〈参考文献〉
1. Black D.W., Grant J.E. 著, 髙橋三郎 監訳, 下田和孝, 大曽根彰 訳：DSM-5ガイドブック 診断基準を使いこなすための指針. 医学書院, 東京, 2016.
2. 西大輔：災害とこころの健康. e-ヘルスネット. 厚生労働省HP.
   https://www.e-healthnet.mhlw.go.jp/information/heart/k-06-002.html（2023/7/19アクセス）

食行動および摂食障害

食行動および摂食障害とは

● 食行動・摂食障害とは、体重や体型によって気分や自己価値が左右されて、社会生活を困難にする病状の総称のことを指す。

● 代表的なものとして、**神経性無食欲症**と**神経性過食症**があり、どちらも**青年期～成人前期の女性**に見られることが多い。

診断基準

● ICD-10*の診断基準では「生理的障害および身体的要因に関連した行動症候群」の「F50 摂食障害」に分類されている(**表17**)。

World Health Organization 編, 融道男 他 監訳：ICD-10 精神および行動の障害 臨床記述と診断ガイドライン 新訂版. 医学書院, 東京, 2005：187-189. より作成

表17 神経性無食欲症と神経性過食症の診断基準（ICD-10）

神経性無食欲症

a. 期待される体重より15%以上下回る、もしくはBMI17.5以下
b. 太る食べ物を避ける。自己誘発嘔吐、下剤乱用、過活動、食欲抑制剤/利尿薬の使用等が1項目以上ある。
c. 肥満恐怖、ボディイメージの歪み。体重の許容限度が低い。
d. 内分泌障害（無月経、性欲減退等）
e. 思春期の成長の停止、遅れ（例：初潮が遅れる）

神経性過食症

a. 短時間に大量の食物を摂取する過食エピソード
b. 太ることへの抵抗として、自己誘発嘔吐、下剤乱用、絶食、食欲抑制薬や甲状腺末、利尿薬等の薬剤の使用のうち1つ以上の方法をとっている。
c. 自身に厳しい体重制限を課している。

症状

神経性無食欲症の特徴

- **持続的な食事制限**
- **肥満恐怖**：過活動や下剤・利尿薬乱用によって体重を減らそうとする
- **ボディイメージの障害**：やせているのに太っていると思い込む

神経性過食症の特徴

- **繰り返すむちゃ食い（過食）**
- **代償行動**：過食の埋め合わせとして、自己誘発嘔吐や下剤・利尿薬を乱用する

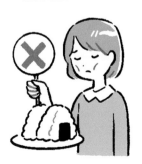

神経性無食欲症

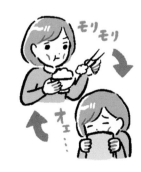

神経性過食症

合併症

- 神経性無食欲症では、**低栄養状態**によって全身にさまざまな合併症が出現する（**図15**）。
- 神経性過食症では代償行動による症状がみられる（**図16**）。

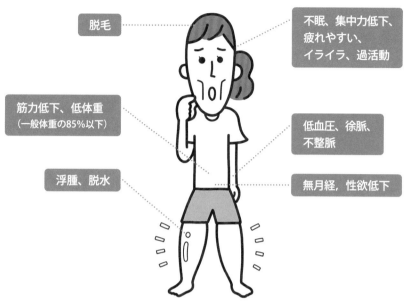

図15 神経性無食欲症の主な合併症

脱毛

不眠、集中力低下、疲れやすい、イライラ、過活動

筋力低下、低体重（一般体重の85%以下）

低血圧、徐脈、不整脈

浮腫、脱水

無月経，性欲低下

切池信夫：摂食障害 食べない，食べられない，食べたら止まらない 第2版. 医学書院，東京，2009：232. を参考に作成

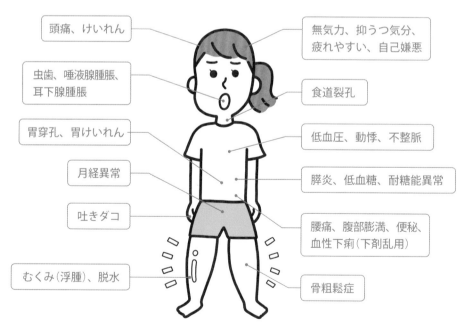

図16 神経性過食症の主な合併症

頭痛、けいれん

無気力、抑うつ気分、疲れやすい、自己嫌悪

虫歯、唾液腺腫脹、耳下腺腫脹

食道裂孔

胃穿孔、胃けいれん

低血圧、動悸、不整脈

月経異常

膵炎、低血糖、耐糖能異常

吐きダコ

腰痛、腹部膨満、便秘、血性下痢（下剤乱用）

むくみ（浮腫）、脱水

骨粗鬆症

切池信夫：摂食障害 食べない，食べられない，食べたら止まらない 第2版. 医学書院，東京，2009：232，237. を参考に作成

- **う歯**（虫歯）：嘔吐で逆流してきた胃酸によって歯のエナメル質が浸食されることで起こる
- **耳下腺腫脹**（じかせんしゅちょう）：嘔吐による唾液腺の刺激による影響
- **吐きダコ**：嘔吐誘発のために指を喉に入れることでできる手の甲や指の傷
- **低カリウム血症**：嘔吐や下剤乱用によって胃液・腸液が排出されることで起こる。心不全に至る可能性もある

治療

- 重篤な合併症がある際は、身体的治療が第一優先となる（電解質補正や血糖コントロール）。ただし、栄養摂取再開時の**リフィーディング症候群**※には注意する。
- 定型化された治療法はないが、行動療法や認知行動療法、家族療法などが行われている。

- 患者本人は治療の必要性を認めていないことが多いため、**治療関係の維持**が重要となる。

※**リフィーディング症候群**：長期間の栄養不足状態に対して急激に栄養補給を行うことで起こる代謝合併症。心不全、呼吸不全、腎不全などの症状が起こるおそれがある。

観察とケアのポイント

- **身体合併症の有無の観察**：代償行動が続いているときは、**低カリウム血症**などの電解質異常に注意する。
- **定期的な体重測定**：体重が回復しているように見せるために、衣服を着込む、ポケットに何か物を入れるなどの行為がみられる。問題行動を咎めるのではなく、あくまで患者の状態を正確に把握するために、あらかじめ**体重測定時の身なり**を決めておく。
- **経口摂取の援助**：少しでも**食事を楽しめる工夫**をする（例：病院食と補助食の併用、副菜を肉から魚に変更する、患者の嗜好品を取り入れるなど）。どうしても摂取できない場合は、隠したり、捨てたりする前に相談してほしいことを伝え、患者が訴えてくることがあれば、その訴えを受け止める。
- **治療関係の構築・維持**：**食事や体型に関する不安な気持ちを受け止め**、肯定的に返す。
- **問題行動に振り回されない**：患者に最も関心を示した看護師に依存し、さまざまな要求をしてくる場合もあ

る（操作性）。これまでの食行動が制限されることや体重の回復への葛藤を**問題行動（表18）**によって表現していることを理解し、過剰に反応しない。**看護師間、多職種間で共通認識をもち、対応の仕方を統一する**ように努める。

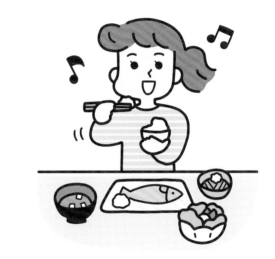

コミュニケーションの **ポイント**

- **食事や体型のことは議論しない**ようにする。食事や体型のことしか話してくれない人と見なされ、治療関係が築けなくなる場合がある。
- 今後の夢や希望など、現実的な話題を取り上げて、将来の**自己決定**をできるよう支援する。

表18 問題行動の例

- 食事を捨てる
- 過活動、安静を守れない
- 体重測定前に多量に水を飲む
- 激しい嘔吐で洗面所やトイレを詰まらせる
- 過食嘔吐のために他患者の食事を盗む
- 自傷行為（リストカットなど）
- 規則を守らない、暴力

〈参考文献〉
1. 川野雅資 編：精神看護学Ⅱ 精神臨床看護学 第6版. ヌーヴェルヒロカワ, 東京, 2015：318-320.
2. 坂田三允：症状別にみる精神科の看護ケア. 中央法規出版, 東京, 2007：176-184.

パーソナリティ障害

パーソナリティ障害とは

- **パーソナリティ障害（PD*）とは、パ**ーソナリティ特性が平均よりも著しく偏っているために、適応的な判断や行動がとれず、**周囲の人たちや自分自身が苦しむもの**と定義される。
- パーソナリティは成人期までは発達途上にあって固定化していないので、原則として、PDの診断は**成人期以後**になされる。
- 一般的な病因として、先天的な要因と後天的な要因の両者がともに作用して、一個のパーソナリティが形成されると考えられている。
- 仮説として、生物学的脆弱性、精神的逆境（幼少期の虐待やトラウマなどの不遇な体験）、社会的ストレスなどのリスク要因の相互作用から発症すると考えられている（**図17**）。

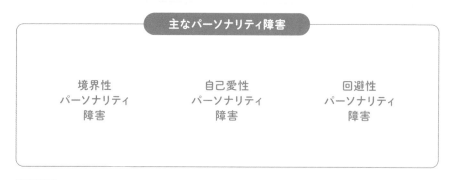

主なパーソナリティ障害

境界性	自己愛性	回避性
パーソナリティ	パーソナリティ	パーソナリティ
障害	障害	障害

図17 境界性パーソナリティ障害のリスク要因モデル

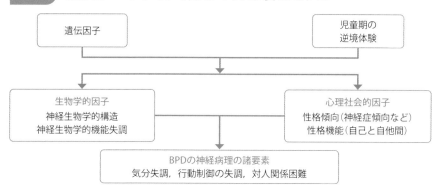

幸村州洋, 木村宏之, 尾崎紀夫：境界性パーソナリティ障害の病態解明の現状—脳画像による神経回路に関する知見を中心に—. 精神科治療学 2011；26(9)：1158. より引用

診断名と症状

- ICD-10*とDSM-5*-TR™による診断名と症状に関しては**表19**のとおりである。

表19 （特定の）パーソナリティ障害の症状と診断名

ICD-10	DSM-5-TR™		症状
妄想性 パーソナリティ障害（F60.0）	A群	猜疑性 パーソナリティ症	拒否に過敏、疑い深く、自尊心が過度に強く、ずっと恨みを忘れきれず抱き続け、配偶者の不倫を繰り返し疑ったり、周囲のできごとを陰謀という解釈に没頭したりする
統合失調質性 パーソナリティ障害（F60.1）	A群	統合失調型 パーソナリティ症	感情的に冷たく、自信過剰で超然としている。社会的孤立が特徴的である
	A群	シゾイド パーソナリティ症	認知のゆがみと行動の奇矯さが目立ち（下位文化と合致しない）、迷信深さ、透視、テレパシーなどの魔術的試行を特徴とする
非社会性 パーソナリティ障害（F60.2）	B群	反社会性 パーソナリティ症	フラストレーションへの耐性が低く、容易に攻撃的行動に出やすく、社会的規範、規則や社会的責務に無関心で無視し、人間関係を維持することができない。他人を非難したり社会と衝突する傾向が強く、自分の行動を合理化する

ICD-10	DSM-5-TR™		症状
情緒不安定性（境界型）パーソナリティ障害（F60.3b）	B群	ボーダーラインパーソナリティ症	分裂（スプリッティング）・原始的理想化・投影的同一視・攻撃的欲求と対象渇望・見捨てられ抑うつなどを特徴とし、安定した人間関係を築くことができない。感情の不安定性、慢性的空虚感、激しい怒りと繰り返される自傷・自殺行為などの著しい衝動性を特徴とする。成人期早期までに出現し、女性に多い
演技性パーソナリティ障害（F60.4）	B群	演技性パーソナリティ症	すべてが誇張された感情表出で、芝居がかった態度で、注目の的になる行動を追い求め、誘惑的な身なりや行動をするが、暗示を受ける傾向が強く、自殺や自傷を伴うことが多い
	B群	自己愛性パーソナリティ症	自分は特別だと感じ、誇大な優越感と称賛されたい欲求をもつ。共感に欠け、対人関係に問題をかかえることが多い。非難されると爆発的におこるか、抑うつ状態に陥る
強迫性パーソナリティ障害（F60.5）	C群	強迫性パーソナリティ症	融通が利かず、細かいこと、規則や順序、予定などにこだわり、なかなか課題を完遂できない。過度に几帳面、誠実で娯楽を犠牲にして仕事に没頭、自分の仕方に従わせようとし他人の仕事をなかなか受け入れられない。違和感のある思考が侵略的に浮かびやすい
不安定性（回避性）パーソナリティ障害（F60.6）	C群	回避性パーソナリティ症	自分は魅力がなく人に劣っていると考え、人からの批判や否定を過敏に恐れ、生活に制限を加えてしまう
依存性パーソナリティ障害（F60.7）	C群	依存性パーソナリティ症	面倒をみてもらいたいという欲求から過剰なまでに他人に合わせてしまう。1人になると不安で、活気や自信に欠け、責任から逃れようとする
その他の特定のパーソナリティ障害（F60.8）		その他のパーソナリティ症	DSM-5-TR™では他の医学的状態によるパーソナリティ変化になっている

川野雅資 編：精神看護学II 精神臨床看護学 第6版. ヌーヴェルヒロカワ, 東京, 2015：158-159.
武井麻子 著者代表：系統看護学講座専門分野II 精神看護学[1] 精神看護の基礎 第6版. 医学書院, 東京, 2021：216-217.
日本精神神経学会 日本語版用語監修, 髙橋三郎, 大野裕 監訳：DSM-5-TR™ 精神疾患の診断・統計マニュアル. 医学書院, 東京, 2023. を参考に作成

治療

- 原則的に、❶患者や家族を対象とした**精神療法**（個人療法・集団療法・自助グループ）と、❷抑うつや不安、衝動性、攻撃性、一過性の精神症状をターゲットにした**薬物療法**が併用される。
- 具体的な精神療法の1つとして**弁証的行動療法※**がある[1,2]。自殺目的で処方薬をまとめて服用するおそれがある場合には、薬剤の種類・量・通院間隔を決めたり、残薬のチェックを行ったり、薬の管理を家族に依頼する。
- 治療は外来治療が主軸となる。入院治療が必要な場合は、患者と期間・治療目的の設定について言語的に約束を取りかわしておくことが重要である。
- 特に、治療者は**逆転移**（P.11参照）の強い惹起により困難で錯綜しやすいため、カンファレンスを開いたり、スーパービジョンを受けたりすることで、繰り返し治療者自らの逆転移を意識化し、患者との適切な心理的距離をコントロールすることが重要である。

※**弁証的行動療法（DBT*）**：Marsha Linehanによって開発された認知行動療法であり、特に衝動性と自己破壊性を軽減する効果があるとされている[3]。多くのPDは「正しい」か「間違っている」かの二分法的な思考が強いが、DBTでは弁証的視点を用いて、「正」とそれと対立（矛盾）する「反」の事象とで統合された新たな事実として現実をとらえるようにする。中核的なスキルは、今の状態をあるがままに知覚し、それに対する思考や感情にとらわれずに受け入れるというマインドフルネスである。

観察とケアのポイント

表 20 パーソナリティ障害の患者の観察とケアのポイント

治療・看護構造の安定化を図る	● 一貫した態度、中立性、適度な心理的距離を保つ ● 治療・看護計画への患者の参画を促す ● 患者の行動の枠組みを設定し、行動の一貫性の学習機会とする
患者と医療者の転移感情を注視する	● 逆転移感情を客観視し、患者との間に心的距離を保つ ● 患者に**アンビバレンス**※な状況に耐えうる能力があるかを確認する
看護者が患者にとって対象恒常性獲得の力になりうること	● 看護者はどんな状況であっても「見捨てない」という態度とメッセージを患者に提供し続け、安全で安心できる環境を患者に提供する ● 患者が自己の問題をうまくコントロールできたときは、必ず**肯定的フィードバック**を行い、評価する
医療チームが患者の治療、看護に十分機能しているか必要に応じて検証する	● 治療、看護の役割機能が低下、場合によっては作動しなくなることもあるという危険を認識しておく ● 治療者の葛藤状況を言語化する場(ミーティング、チームカンファレンス)をつくり、互いに葛藤を自覚して、認め合い、チームで共有する

※**アンビバレンス**：矛盾した感情を同時に抱く現象。両価性ともいう。
松下正明，坂田三允，樋口輝彦 監修：精神看護学 改訂版(新クイックマスター)．医学芸術新社，東京，2009：471-472．を参考に作成

 コミュニケーションの **ポイント**

● 自分の感情について素直に話すことができたときには、十分に称賛する。
● 怒りや甘えの感情をもたれたときでも**一貫した態度で対応し、看護師自らの気持ちを冷静に伝える。**
● 許容範囲※を超える言動や態度に対しては「**なぜよくないのか**」ということを毅然と伝える。
● 衝動行為の引き金(トリガー)になるものを回避できるように、「紙を破く」「深呼吸」などの手立てをいっしょに考える。
　　※基本的には病院として支援できること、自分自身で取り組まなければならないことは説明されている。

〈略語〉
＊【PD】Personality Disorder
＊【ICD-10】International Classification of Disease-10
＊【DSM-5】Diagnostic and Statistical Manual of Mental Disorders-5
＊【DBT】Dialectical Behavior Therapy

〈引用文献〉
1. 遊佐安一郎：有効性が証明されているBPDの心理療法(1)─弁証法的行動療法(DBT)─. 精神科治療学 2011；26(9)：197-203.
2. 森千鶴 監編著，田中留伊 編著：これからの精神看護学 病態生理をふまえた看護実践のための関連図. PILAR PRESS，東京，2015：288.
3. 上島国利，渡辺雅幸，榊惠子 編著：ナースの精神医学 改訂5版. 中外医学社，東京，2019：171.

〈参考文献〉
1. 幸村州洋，木村宏之，尾崎紀夫：境界性パーソナリティ障害の病態解明の現状─脳画像による神経回路に関する知見を中心に─. 精神科治療学 2011；26(9).
2. 川野雅資 編：精神看護学Ⅱ 精神臨床看護学 第6版. ヌーヴェルヒロカワ，東京，2015.
3. 武井麻子 著者代表：系統看護学講座専門分野Ⅱ 精神看護学[1] 精神看護の基礎 第6版. 医学書院，東京，2021.

依存症

依存症とは

● **アディクション**（addiction）とは、日本語で嗜癖のことをいい、「あるものを特に好き好む癖」「ある特定の物質・行為・人間関係を好む性向」を意味する。医学モデルでは嗜癖を**依存症**という言葉を用いて説明し、疾患の枠組みからそれぞれの嗜癖を定義している。

● 依存症は大きく3つに分けられる（**表21**）。3つの依存症の共通点は**コントロール障害**にあり、自分の意思では、量・頻度・場所・状況などをコントロールできなくなるのがコントロール障害である。

● 依存症は、通常過去1年間のある期間、**表22**に示す項目の3つ以上がともに存在した場合に確定診断できる。

表21 依存症の種類

種類	依存の対象	具体例
物質依存	ある物質を摂取することで、快楽や刺激を得て、その物質に執着・依存する	アルコール、タバコ、薬物（違法薬物・処方薬など）
行為・プロセス依存	ある行為をする過程で得られる興奮や刺激を求めて、その行為自体に執着・依存する	ギャンブル・パチンコ・買い物・盗癖・ネットなど
関係依存	ある特定の人との人間関係に依存する。歪んだ人間関係に執着することで、人とのつながりを求めようとする	恋愛依存・ホスト依存・DV・ストーカーなど

表22 依存症症候群の診断ガイドライン（ICD-10）

a. 物質を摂取したいという強い欲望あるいは強迫感
b. 物質使用の開始、終了、あるいは使用量に関して、その物質摂取行動を統制することが困難
c. 物質使用を中止もしくは減量したときの生理学的離脱状態
d. はじめはより少量で得られたその精神作用物質の効果を得るために、使用量を増やさなければならないような耐性の証拠
e. 精神作用物質使用のために、それに代わる楽しみや興味を次第に無視するようになり、その物質を摂取せざるをえない時間や、その効果からの回復に要する時間が延長する
f. 明らかに有害な結果が起きているにもかかわらず、依然として物質を使用する

World Health Organization 編，融道男 他 監訳：ICD-10精神および行動の障害 臨床記述と診断ガイドライン 新訂版. 医学書院，東京，2005：87. より転載

病態生理

● 依存症は「快」体験が最初にあり、その結果、快をもたらす物質摂取や行為が繰り返される（**図18**）。

● 依存症は、身体に現れるもの以外に、人間関係、家族関係、社会的問題となってさまざまなところに現れる（**表23**）。

図18 刺激と報酬のしくみ

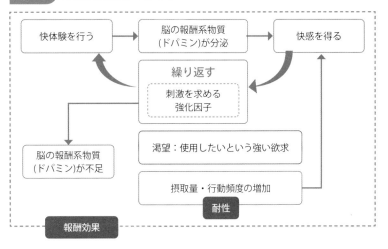

表23 依存症のさまざまな影響

否認の病	当事者、家族ともに「否認」する
喪失の病	社会的地位、離婚、金銭面のトラブルにより対人関係なども失う
生きかたの病	依存物質、行為に頼らないと生きていけない生活を送る
家族の病	当事者の問題行動に家族が振り回されて疲弊する

症状

● 治療を開始前の段階では、患者は「自分は病気ではない」と問題を認めず、**否認**するなどさまざまな影響がある(**表23**)。

● 人は行動を変えていく際にいくつかのステージを踏み(**図19**)、その変化のステージに合わせた治療や介入をしていくことで、依存症の改善・行動変容につながる。

図19 変化のステージモデル(5つのステージ)

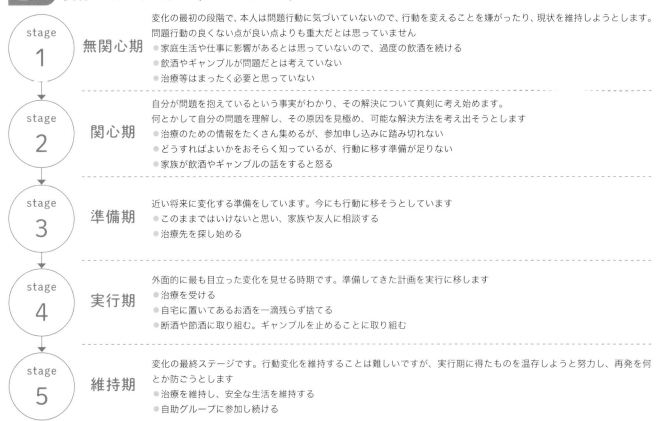

stage 1　無関心期

変化の最初の段階で、本人は問題行動に気づいていないので、行動を変えることを嫌がったり、現状を維持しようとします。問題行動の良くない点が良い点よりも重大だとは思っていません
● 家庭生活や仕事に影響があるとは思っていないので、過度の飲酒を続ける
● 飲酒やギャンブルが問題だとは考えていない
● 治療等はまったく必要と思っていない

stage 2　関心期

自分が問題を抱えているという事実がわかり、その解決について真剣に考え始めます。
何とかして自分の問題を理解し、その原因を見極め、可能な解決方法を考え出そうとします
● 治療のための情報をたくさん集めるが、参加申し込みに踏み切れない
● どうすればよいかをおそらく知っているが、行動に移す準備が足りない
● 家族が飲酒やギャンブルの話をすると怒る

stage 3　準備期

近い将来に変化する準備をしています。今にも行動に移そうとしています
● このままではいけないと思い、家族や友人に相談する
● 治療先を探し始める

stage 4　実行期

外面的に最も目立った変化を見せる時期です。準備してきた計画を実行に移します
● 治療を受ける
● 自宅に置いてあるお酒を一滴残らず捨てる
● 断酒や節酒に取り組む。ギャンブルを止めることに取り組む

stage 5　維持期

変化の最終ステージです。行動変化を維持することは難しいですが、実行期に得たものを温存しようと努力し、再発を何とか防ごうとします
● 治療を維持し、安全な生活を維持する
● 自助グループに参加し続ける

Prochaska J.O., Velicer W.F.：The transtheoretical model of health behavior change. Am J Health Promot 1997. 12(1)：38-48.
大石クリニックホームページ：依存症の症状. https://www.ohishi-clinic.or.jp/addiction/izon_symptom/(2024/03/15)より引用

表24 否認の段階

種類	段階	特徴的な否認の内容
飲酒問題の否認	1段階	問題はまったくない
	2段階	問題はあるが飲酒が問題ではない
	3段階	飲酒は生活の問題となっているが、飲酒以外の問題が解決すればコントロール可能である
病気の否認	4段階	飲酒による問題はあるが、自分は飲酒をコントロールすることは難しい
	5段階	飲酒による問題があり、飲酒をコントロールすることは難しい
断酒の必要性の否認	6段階	断酒することは簡単だ
	7段階	断酒を継続することは難しい
	8段階	人生は難しい

森千鶴 監編著, 田中留伊 編著：これからの精神看護学 病態生理をふまえた看護実践のための関連図 改訂版. PILAR PRESS, 東京, 2016：234. より引用

セルフ・ヘルプ・グループ

- 自助グループやリハビリテーション施設とは、同じ問題を抱える当事者でつくられた集団、いわゆる**セルフ・ヘルプ・グループ**である。依存症からの回復をめざして定期的にミーティングを開催している。
- アルコール依存症で代表的な自助グループには、**アル**コール・アノニマス（AA*）、**断酒会**がある。薬物依存症で代表的なものは、ミーティングを行うことで回復をめざすナルコティクス・アノニマス（NA*）、回復支援施設のダルク（DARC*）がある。

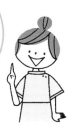

依存症の回復には
セルフ・ヘルプ・グループへの参加が
有効です。そのなかで
自分自身の行動を振り返ったり、
周囲の人の提言に耳を傾けたりすることが
大切です。

① アルコール依存症

アルコール依存症とは

- アルコール依存症とは、飲酒のコントロールを失い、本人と周囲の人が精神的・身体的・社会的不利益を被っている状態である。
- アルコール依存症のスクリーニングテストは、AUDIT*・CAGE*・KAST*の3つがある。
- AUDIT（**表25**）：15点以上でアルコール依存症が疑われる。
- CAGE（**表26**）：2項目以上あてはまる場合は、アルコール依存症の可能性がある。
- KAST：男性の場合は**4点**以上、女性の場合は**3点**以上がアルコール依存症の疑いがある[1,2]。

表 25	AUDIT

以下の質問を字句通り読むこと。注意深く答えを記入するように。
次の言葉でAUDITを開始する。「今から、あなたの過去1年間の飲酒に関しての質問を始めます」。「アルコール飲料」の意味を、ビール、日本酒、ウォッカなど、地域に合った例を挙げ説明する。答えは飲酒単位で統一する。正しい答えの番号を、[ ]の欄に入れていく。

1. どれぐらいの頻度でアルコール飲料を飲みますか？
   (0) 全く飲まない [質問9と10まで飛ぶ] (1) 月1回以下
   (2) 月2〜4回 (3) 週2〜3回 (4) 週4回以上　　　　　　　　　　[ ]

2. 飲酒時は1日平均して何ドリンク(何単位)飲みますか？
   (0) 1-2 ドリンク(0.5 または1単位)　(純アルコールで 10−20g 台)
   (1) 3-4 ドリンク(1.5 または2単位)　(純アルコールで 30−40g 台)
   (2) 5-6 ドリンク(2.5 または3単位)　(純アルコールで 50−60g 台)
   (3) 7-9 ドリンク(3.5 か4か4.5単位)(純アルコールで 70−90g 台)
   (4) 10 ドリンク(5単位)以上　　　　(純アルコールで 100g 以上)　　[ ]

3. どれぐらいの頻度で一度に3単位以上飲むことがありますか？
   (0) 1回もない　(1) 月1回未満　(2) 毎月　(3) 毎週　(4) 毎日または、ほとんど毎日
   ※質問2と3の合計スコアが0の場合は質問9と10に進む　　　　　[ ]

4. 飲み始めたら、飲むのを止められなくなったことが、過去1年でどれくらいの頻度ありますか？
   (0) 1回もない　(1) 月1回未満　(2) 毎月　(3) 毎週
   (4) 毎日または、ほとんど毎日　　　　　　　　　　　　　　　　[ ]

5. 飲酒のせいで、通常あなたが行うことになっている事を行うことができなかったことが、過去1年でどれくらいの頻度ありますか？
   (0) 1回もない　(1) 月1回未満　(2) 毎月　(3) 毎週
   (4) 毎日または、ほとんど毎日　　　　　　　　　　　　　　　　[ ]

6. 飲み過ぎた翌朝、アルコールを入れないと動けなかった、ということは過去1年でどれくらいの頻度ですか？
   (0) 1回もない　(1) 月1回未満　(2) 毎月　(3) 毎週
   (4) 毎日または、ほとんど毎日　　　　　　　　　　　　　　　　[ ]

7. 飲酒後に罪悪感・後ろめたさを感じたり、後悔をしたことが、過去1年でどれくらいの頻度ありますか？
   (0) 1回もない　(1) 月1回未満　(2) 毎月　(3) 毎週
   (4) 毎日または、ほとんど毎日　　　　　　　　　　　　　　　　[ ]

8. 飲酒翌朝に夕べの行動を思い出せなかったことが、過去1年でどれくらいの頻度ありますか？
   (0) 1回もない　(1) 月1回未満　(2) 毎月　(3) 毎週
   (4) 毎日または、ほとんど毎日　　　　　　　　　　　　　　　　[ ]

9. あなたの飲酒により、あなた自身や他の人がケガをしたことがありますか？
   (0) ない　(2) ある、でも1年以上前に　(4) ある、過去1年以内に　[ ]

10. 親戚、友人、医師、または他の保健従事者が、あなたの飲酒について心配をしたり、飲酒を控えるようにとあなたに薦めたことはありますか？
   (0) ない　(2) ある、でも1年以上前に　(4) ある、過去1年以内に　[ ]

合計スコアを記入　　　　　　　　　　　　　　　　　　　　　　　[ ]
合計がカットオフ値を超えている場合、取り扱い説明書:User's Manual を参照する。

小松 知己, 吉本 尚 監訳・監修：AUDITアルコール使用障害特定テスト使用マニュアル. 三重大学大学院医学系研究科環境社会学講座 家庭医療学分野：19. より転載
https://www.oki-kyo.jp/who-audit-jp.pdf (2024/2/19アクセス)

表 26	CAGE

(1) 飲酒量を減らさなければならないと感じたことがありますか。

(2) 他人があなたの飲酒を非難するので気にさわったことがありますか。

(3) 自分の飲酒について悪いとか申し訳ないと感じたことがありますか。

(4) 神経を落ちつかせたり、二日酔を治すために、「迎え酒」をしたことがありますか。

北村俊則：精神症状測定の理論と実際 評価尺度,質問票,面接 基準の方法論的考察 第2版. 海鳴社，東京，1995：112-115. より引用

AUDIT は、現在の問題飲酒だけではなく、今後アルコール問題を引き起こす要因を把握できます。CAGE は、高齢者を対象とした問題飲酒やアルコール関連問題の早期発見に役立ちます。

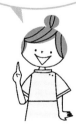

症状

- 飲酒中断後アルコール血中濃度が下がるため**離脱症状**が生じ、7日程度で消失する。身体症状は嘔吐、不眠、発汗、けいれん発作、手指振戦（しゅししんせん）などがみられる。精神症状は意識障害、焦燥（しょうそう）感、抑うつ、**幻視を中心とした幻覚**などがみられる。長期間の飲酒歴のあるアルコール依存症者が飲酒中断した場合、**振戦せん妄**が生じる。
- **振戦せん妄**：最終飲酒後、約72〜96時間以内に始まり、2〜3日間持続し、7日程度で消失する症状である。後期離脱症候群、または**大離脱**とも呼ばれている。具体的には、粗大な振戦、幻覚、自立神経症状（発汗・発熱・動悸・頻脈（ひんみゃく）・頻呼吸・頭痛など）などが生じる。

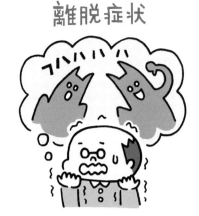

観察とケアのポイント

- 入院当初は**脱水**、**低栄養**がみられるため身体面のアセスメントが必要である（**表27**）。
- 急性中毒を脱した患者は、抗酒剤などの薬物療法を併用し、ミーティングや集団認知療法を中心としたアルコール・リハビリテーション・プログラム（ARP*）に参加する。ARPへの参加態度、発言内容などから、飲酒問題についてアセスメントする。
- 依存症は「否認の病」であり、**再入院を繰り返す**こともある。**患者の飲酒問題を把握し、患者がアルコールに頼らない生活について語れるかかわり**をし、断酒会などの自助グループにつながるよう支援していくことも必要である。
- 退院の時期が近づくと、患者は外出・外泊訓練が始まる。特に外泊した場合、自宅で再飲酒をして帰院する場合がある。看護師は**再飲酒したことを責めるのではなく、飲酒した背景を傾聴し、繰り返さない方法を患者とともに考える**。

表27 回復のプロセスとアセスメント

回復プロセス	観察のポイント	
急性中毒（酩酊）	● 意識障害、対光反射の有無 ● 嘔吐物の除去、呼吸状態	● 外傷の有無
早期離脱症候群（小離脱） ➡最終飲酒後、約10〜48時間以内に始まる	● 嘔気・嘔吐の有無 ● 幻覚や焦燥感、不安などの訴えの有無 ● 飲酒欲求の有無 ● 手の震えの有無	● けいれん発作の有無 ● 発汗、頻脈、発熱などの自律神経症状 ● 脱水症状の有無
後期離脱症候群（大離脱・振戦せん妄） ➡最終飲酒後、約72〜96時間以内に始まり、2〜3日間持続し、7日程度で消失する	● 小動物や虫といった幻視、全身性の粗大な振戦の有無	● 意識障害の有無 ● 発汗、頻脈、発熱などの自律神経症状

② 薬物依存症

薬物依存症とは

- **薬物依存症**とは薬物乱用を繰り返した結果生じた脳の異常であり、薬物使用をやめようと思っても、渇望を自己コントロールできずに再使用を繰り返す状態のことを指す。

- 薬物乱用の評価尺度として**DAST**＊がある。日本語版には**DAST-20**＊があり、全20項目の質問に過去12か月間の状況を「はい」「いいえ」で回答する（**表28**）。

表28 DAST-20 スコアの解釈

	DAST-スコア	対応
問題なし	0	経過観察
軽度	1～5点	簡易的なカウンセリング
中度 （DSMの診断基準を満たす可能性が高い）	6～10点	外来治療
相当程度	11～15点	集中治療
重度	16～20点	集中治療

新アルコール・薬物使用障害の診断治療ガイドライン作成委員会 監修, 樋口進, 齋藤利和, 湯本洋介 編集：新アルコール・薬物使用障害の診断治療ガイドライン. 新興医学出版社, 東京, 2018：12. より引用

症状

- 使用する薬物によって、中枢神経を興奮させたり、抑制させたりする作用がある（**表29**）。

表29 依存性のある薬物の種類と特徴

種類	中枢作用	精神依存	身体依存	耐性	乱用時の主な症状
あへん類（ヘロイン、モルヒネ等）	抑制	＋＋＋	＋＋＋	＋＋＋	鎮痛、縮瞳、便秘、呼吸抑制、血圧低下、傾眠
バルビツール類		＋＋	＋＋	＋＋	鎮静、催眠、麻酔、運動失調、尿失禁
ベンゾジアゼピン類（トリアゾラム等）		＋	＋	＋	鎮静、催眠、運動失調
有機溶剤（トルエン、シンナー、接着剤等）		＋	±	＋	酩酊、脱抑制、運動失調
大麻（マリファナ、ハシッシ等）		＋	±	＋	眼球充血、感覚変容、情動の変化
コカイン	興奮	＋＋＋	－	－	瞳孔散大、血圧上昇、興奮、けいれん発作、不眠、食欲低下
アンフェタミン類（メタンフェタミン、MDMA等）		＋＋＋	－	＋	瞳孔散大、血圧上昇、興奮、不眠、食欲低下
LSD		＋	－	＋	瞳孔散大、感覚変容

＋－：有無および相対的強さ

平成10年度厚生科学研究費補助金（医薬安全総合研究事業）：薬物乱用・依存等の疫学的研究及び中毒性精神病患者等に対する適切な医療のあり方についての研究 研究報告書. 1999：187. https://mhlw-grants.niph.go.jp/system/files/1998/000079/199800681A/199800681A0010.pdf(2024/2/19アクセス) を一部改変し引用

治療

- 断薬を目標とするが、処方薬の依存症の場合は使用量を減らすことが目標になりうる。
- **心理社会的治療**：認知行動療法が主流となってきている。**SMARPP**[*]（せりがや覚醒剤依存再発防止プログラム）という心理教育、動機づけ、社会資源に関する情報提供などを含む系統的治療プログラムも開発、実施されている。
- **薬物療法**：薬物使用に関連した幻覚、妄想、精神運動興奮などへの対症療法としてのみ使用される。

観察とケアのポイント

離脱期

- **幻覚妄想の有無**：長期の薬物使用によって**幻覚・妄想**などの症状が出ることが多い。その内容は「死ねと言われる」「誰かに狙われている」などの被害的なものが多く、時に幻覚妄想に左右されて攻撃性を認めるため複数のスタッフで対応する。また、**自傷他害**リスクがあるため、**安全の確保**に努める。
- **離脱症状（表30）の観察**：離脱症状によってADL[*]、セルフケア能力が顕著に低下するため、個々の状況に合わせて食事、排泄等の援助を行う。
- **睡眠状態の改善**：薬物の使用で睡眠がとれていない可能性があるため、刺激を避けて休息を促す。
- **現実感をもたせるかかわり**：訪室時には声をかける。覚醒時には治療の動機づけを行う。

表30 薬物の種類ごとの離脱症状の特徴

薬物の種類	離脱症状
あへん類（ヘロイン、モルヒネ等）	● **離脱症状が激しい。** ● 身体の痛み、不眠、流涙、発汗、散瞳などの**苦痛を伴い、錯乱状態**になりやすい。
バルビツール類	● **断薬16～72時間**に、手指振戦やけいれんを認める。 ● **断薬2～5日後**からせん妄を認め、その後**幻覚妄想**が1～2週間遷延する。
ベンゾジアゼピン類 （睡眠薬や抗不安薬）	● **断薬2～10日後**に離脱症状が起こり、短時間作用型の薬物のほうが症状出現は早い。 ● 不眠、頭痛、嘔気、動悸などの**身体症状が多く**、せん妄やけいれんに至ることもある。
コカイン	● アンフェタミン類同様に**眠気や倦怠感**などの**反跳現象**が見られる。 ● **一時的に抑うつ気分**を示す。
アンフェタミン類 （メタンフェタミン、MDMA等）	● 離脱症状はなく、**反跳現象**として症状が出現。 ● **断薬1～2週間以内**は、**意欲減退、嗜眠傾向**が見られる。

離脱期は
精神興奮状態にあるため、
薬物から遮断して心身の
安静・安全を図ることが
大切です。

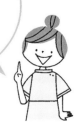

渇望期～断薬継続期

- **受容的なかかわり**：渇望期は易刺激性、易怒性が見られる。**断薬1～2週間後に顕著**になり、数か月で落ち着くが、この時期は不安の訴えが多くなるため**受容的な態度**で接する。
- **信頼関係の構築**：渇望期にある患者は**問題の直面化を避け**、入院生活への不満や自分勝手な行動が増える。**患者との約束事**を決め、信頼関係構築に努める。また、患者に巻き込まれないように**チームで対応**する。
- **治療プログラムへの参加状況の観察**：プログラムへの参加を促し、参加する意味を理解できるよう説明する。作業やレクリエーションによって気分転換が図れるように支援する。
- **病気への理解の確認**：依存症は回復するが**再発するリスク**もあることを説明する。薬物使用に関連した**問題行動を振り返り**、自覚できるように援助する。
- **退院後の活用資源の情報提供**：入院中から**回復支援施設（DARC）や自助グループ（NA）**のミーティングへの参加を支援する（**表31**）。
- **外出、外泊訓練**：社会復帰に向けて準備をする。

表31 回復支援施設での1日の流れ（例）

時間	活動
7：30～	起床、朝食、掃除
9：00～	デイケア開所
10：00～	オープニング
10：30～11：30	ミーティング（ヨガプログラム）
11：30～13：30	昼食、休憩
13：30～15：00	ミーティング（スポーツプログラム）
15：00～19：00	セルフケア
19：00～20：30	NA（自助グループミーティング）
21：30～	帰宅、夕食

横浜ダルク・ケア・センターHP
https://yokohama-darc.jp/about/（2024/2/20アクセス）を参考に作成

〈略語〉
＊【AA】Alcoholics Anonymous
＊【NA】Narcotics Anonymous
＊【DARC】Drug Addiction Rehabilitation Center
＊【AUDIT】The Alcohol Use Disorders Identification Test
＊【CAGE】Cut down、Annoy、Guilty、Eye opener
＊【KAST】Kurihama Alcoholism Screening Test
＊【ARP】Alcohol Rehabilitation Program
＊【DAST】Drug Abuse Screening Test
＊【DAST-20】Drug Abuse Screening Test, 20 items
＊【SMARPP】Serigaya Methamphetamine Relapse Prevention Program
＊【ADL】Activities of Daily Living

〈引用文献〉
1. 久里浜医療センター：新久里浜式アルコール症スクリーニングテスト：男性版（KAST-M）https://kurihama.hosp.go.jp/hospital/pdf/NewKAST-M.pdf（2024/2/20アクセス）
2. 久里浜医療センター：新久里浜式アルコール症スクリーニング：女性版（KAST-F）https://kurihama.hosp.go.jp/hospital/pdf/NewKAST-F_20160613.pdf（2024/2/20アクセス）
3. 新アルコール・薬物使用障害の診断治療ガイドライン作成委員会 監修，樋口進，齋藤利和，湯本洋介 編集：新アルコール・薬物使用障害の診断治療ガイドライン．新興医学出版社，東京，2018：12.

〈参考文献〉
1. 萱間真美 編：精神看護 第2版．照林社，東京，2015：261-267.
2. 落合慈之 監修，秋山剛，音羽健司 編集：精神神経疾患ビジュアルブック．学研メディカル秀潤社，東京，2015：154-158.
3. 坂田三允，松下正明 責任編集：アルコール・薬物依存症の看護．中山書店，東京，2005.
4. 厚生労働省医薬・生活衛生局監視指導・麻薬対策課：ご家族の薬物問題でお困りの方へ．
   https://www.mhlw.go.jp/content/11120000/001079868.pdf（2023/7/21アクセス）
5. 新アルコール・薬物使用障害の診断治療ガイドライン作成委員会 監修，樋口進，齋藤利和，湯本洋介 編集：新アルコール・薬物使用障害の診断治療ガイドライン．新興医学出版社，東京，2018：18-23.
6. 坂田三允，松下正明 責任編集：アルコール・薬物依存症の看護．中山書店，東京，2005：96-116.
7. 尾崎茂：薬物とせん妄．medicina 2001；38（8）：1316-1318.
8. 成瀬暢也：精神科救急における覚せい剤精神病患者の治療的対応．精神科救急 2013；16：125-129.
9. 横浜ダルク・ケア・センター：https://yokohama-darc.jp/about/（2024/2/20アクセス）

認知症

認知症とは

- **認知症**(neurocognitive disorder)は、一度正常に発達した認知機能が、後天的な脳の障害によって持続的に低下し、社会生活や日常生活に支障をきたすようになった状態である。
- ICD-10*では、認知症は脳疾患による症候群であり、通常は慢性または進行性であり、複合した高次脳機能障害があり、記憶、思考、見当識、理解力、計算、学習能力、言語や判断の障害が含まれるとしている[1]。
- **18〜64歳**で認知機能障害をきたした場合、**若年性認知症**とされる。

〈認知症の特徴〉

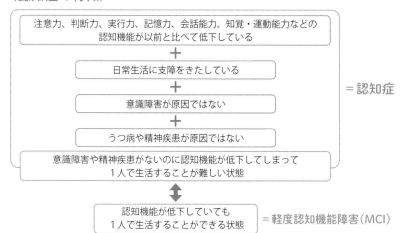

山口博：まるごと図解 認知症. 照林社, 東京, 2020：8. より引用

症状

- 認知症の症状は、❶認知機能の低下による認知機能障害（**中核症状**）と、❷認知機能の低下以外の**行動・心理症状**（BPSD*）の2つに分けられる。BPSDは基本的には認知機能障害に本人の心理状態や周囲の環境が加わって発症する。
- 認知機能障害を引き起こす代表的な疾患とその特徴は以下のとおりである（**表32**）。

〈認知機能障害と行動・心理症状〉

認知機能が低下する

認知機能障害

記憶障害に関連する症状
❶記憶障害（物忘れ）
　最近のエピソード記憶➡古いエピソード記憶➡意味記憶➡手続き記憶の順に障害
❷失見当識
　時間➡場所➡人の順に障害
身のまわりのことができなくなる症状
❶遂行機能障害
　●物事を順序立てて行うことができない（異常に段取りが悪くなる）
❷理解力・判断力の低下
　●周囲の状況が理解できない➡適切な判断ができなくなる（感情のコントロールもできなくなる）
❸失語
　●言葉の理解や会話が不自由になる
❹失認
　●見たり聞いたりしたものがなんだかわからなくなる
　●自分の身体やまわりの空間を認識できなくなる
❺失行
　●日常生活で何気なく行っている動作ができなくなる

心理状態
不安・イライラ・自信喪失
わかってもらえない　など

環境
周囲との不和・周囲からの
批判慣れない環境　など

行動・心理症状（BPSD）
本人の活動性が上がる（興奮する）症状＝陽性症状
❶易怒・暴言・暴力・介護への抵抗　❷失不眠・昼夜逆転　❸幻覚　❹妄想　❺徘徊
❻せん妄　❼不潔行為　❽異食
本人の活動性が下がる（元気がなくなる）症状＝陰性症状
❶抑うつ　❷意欲低下　❸アパシー

山口博：まるごと図解 認知症. 照林社, 東京, 2020：8. より引用

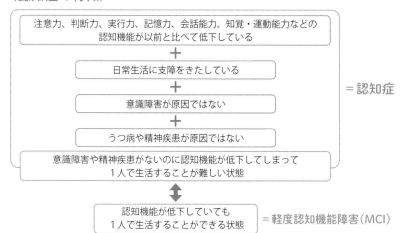

表32 認知機能障害を引き起こす代表疾患とその特徴

主な原因疾患	主な障害部位	主な認知機能障害（中核症状）
アルツハイマー型認知症（ATD[*]）	側頭葉内側（海馬）	記憶障害（特に近時のエピソード記憶）
	後部帯状回楔前部（頭頂葉）	空間認知障害（時間的な感覚を含む）、失認、失行など
血管性認知症（VaD[*]）	脳卒中の発症部位によりさまざま	脳卒中により生じたさまざまな高次脳機能障害が回復しきれず、遷延した状態
レビー小体型認知症（DLB[*]）	中脳（黒質）	パーキンソニズム
	大脳皮質全般（特に後頭葉）	幻視、自律神経障害など
前頭側頭型認知症（FTD[*]）	前頭葉	脱抑制、情動鈍麻、言語障害など
	側頭葉	言語障害

森悦朗，三谷洋子，山鳥重：神経疾患患者における日本語版Mini-Mental Stateテストの有用性. 神経心理学 1985；1（2）：82-90.
大塚俊男，本間昭 編著：高齢者のための知的機能検査の手引き. ワールドプランニング，東京，1991：35-38. を参考に作成

治療

● 現在日本では、**ドネペジル**、**ガランタミン**、**リバスチグミン**、**メマンチン**の4種が認知症治療薬として病状の進行を緩やかにする目的で使用されている（欧州では新薬のアデュカヌマブ、レカネマブの2剤が新たに承認された）。2023年には、アルツハイマー病の軽度認知障害および軽度認知症に対し、レカネマブの使用が日本でも承認された（薬物療法については、Part3 P.35参照）。

アセスメント

● 認知機能障害によって日常生活や社会生活が困難になっているのかどうかをアセスメントする。

1. 日常生活障害のアセスメント	● 食事、排泄、移動、睡眠、休息、清潔、整容などについて、**認知機能障害（中核症状）**がどのように影響して困難になっているのか ● 余暇、休息を含めて24時間をどのように過ごしているのか観察表（**図20**）を用いて観察する ● 今までの生活習慣、生活環境から逸脱することによるストレスはないか
2. 社会生活障害のアセスメント	● 認知機能障害によって、これまで担ってきた役割や発達課題に取り組むにあたって支障はあるか ● 関係構築に必要なコミュニケーション能力が維持されているか ● 今までつながっていた家族や友人などの、人とのつながりは継続・維持されているか ● 認知症を理由に、人としての尊厳や権利を侵害されていないか
3. 認知機能（中核症状）のアセスメント	● 質問式の**HDS-R**[*]（**表33**）、**MMSE**[*]（**表34**）の実施を通して注意力についても観察していく ● 観察式の**NMスケール**（P.98**表35**）は、寝たきりの場合「会話」「記名・記憶」「見当識」の3項目で評価できる。注意点として、評価者により判断に差が生じやすい
4. 行動・心理症状のアセスメント	● 喪失や障害などの受容過程、ストレスコーピング、防衛機制による反応の可能性を考える ● 何かしらの役割代替行為である可能性を考える ● せん妄と区別する ● 薬剤による影響を考慮する

図20 日常生活把握のための観察表

		午前													午後										備考
日付	曜日	1	2	3	4	5	6	7	8	9	10	11	12	13	14	15	16	17	18	19	20	21	22	23	24	
例				□	△A			A				B		◆	A◎					B	□	▲	A			

■ ぐっすり眠っている　　● 屯用薬使用　　▲ 落ち着きのなさ　　A 排尿　　◎ レクリエーション
▨ うとうと傾眠している　　△ 大声　　□ 起き上がり　　B 排便　　◆ リハビリテーション

萩野悦子：認知症の人の日常生活における困難とケアのポイント④睡眠のケア．看護技術 2007；53(12):57-62. を参考に作成

表33 HDS-R からのアセスメント

質問	評価項目	アセスメント
1	現実見当識	過去から今現在の時間的な流れの中で客観的に自己を捉えることができるか。
2	時間見当識	大枠な時間の流れを捉えることができるか。空間認知の評価にもなる。
3	場所見当識	おおまかに「自分がいる場所」の認識ができているか。空間認知の評価にもなる。
4	聴覚性の言語に関連した即時記憶	耳で聞いた(関連性のない)単語をすぐに思い出せるかどうか。言語障害の評価にもなる。
5	注意・集中力、遅延再生	頭に「93」という数字を思い浮かべておきながら、「そこから7を引く」ことで別の「86」という数字を新たに保持することができるか。ワーキングメモリの評価にもなる。
6	聴覚性の言語に関連した近時記憶	質問4の間に質問5を挟んでいることでワーキングメモリの評価にもなる。
7	視覚性の即時記憶	見たものをすぐに思い出せる。失認の評価にもなる。
8	言語と思考の流暢性	考えて、頭でイメージした物体を言葉としてアウトプットできるか。

大塚俊男, 本間昭 編著：高齢者のための知的機能検査の手引き．ワールドプランニング，東京，1991：10.
加藤伸司, 長谷川和夫 他：改訂長谷川式簡易知能評価スケール (HDS-R) の作成．老年精神医学雑誌 1991；2 (11),：1339-1347. を参考に作成

表34 MMSE からのアセスメント

質問	評価項目	アセスメント
1	時間の見当識	具体的に今自分が時間のどの位置にいるのかを把握できているのかを捉える。
2	場所の見当識	具体的に自分が空間のどの場所にいるのかを把握できているのかを捉える。
3	即時記憶	耳で聞いた(関連性のない)単語をすぐに思い出せるかどうか。言語障害の評価にもなる。
4	計算	頭に「93」という数字を思い浮かべておきながら、「そこから7を引く」ことで別の「86」という数字を新たに保持することができるかを評価する。ワーキングメモリの評価にもなる。
5	遅延再生	質問3の間に質問4を挟んでいることでワーキングメモリの評価にもなる。
6	物品呼称	視覚性の即時記憶
7	文の復唱	記憶の記名、保持、想起の評価
8	口頭指示	聴覚性の言語理解、失語の評価ができる
9	書字指示	視覚性の言語理解、失語の評価ができる
10	自発書字、書字失語、文章構成	頭で思い浮かべた言語を文字としてアウトプットできるかどうか。失語も評価できる。
11	図形描写	視空間認知の評価ができる。五角形の重なる部分で四角形ができているか。

森悦朗, 三谷洋子, 山鳥重：神経疾患患者における日本語版Mini-Mental Stateテストの有用性．神経心理学 1985；1(2)：82-90.
大塚俊男, 本間昭 編著：高齢者のための知的機能検査の手引き．ワールドプランニング，東京，1991：35-38. を参考に作成

表35 NMスケール（N式老年者用精神状態尺度）

	0点	1点	3点	5点	7点	9点	10点
家事身辺整理	不能	●ほとんど不能 ●手の届く範囲の物は取れる	●買い物不能 ●ごく簡単な家事、整理も不完全	●簡単な買い物も不確か、ごく簡単な家事整理のみ可能	●簡単な買い物は可能、留守番、複雑な家事、整理は困難	●やや不確実だが買い物、留守番、家事などを一応任せられる	正常
関心・意欲・交流	無関心、全く何もしない	●周囲に多少関心あり ●ぼんやりと無為に過ごすことが多い	●自らはほとんど何もしないが、指示されれば簡単なことはしようとする	●習慣的なことはある程度自らする。気が向けば人に話し掛ける	●運動・家事・仕事・趣味などを気が向けばする。必要なことは話し掛ける	●やや積極性の低下が見られるが、ほぼ正常	正常
会話	呼びかけに無反応	●呼びかけに一応反応するが、自ら話すことはない	●ごく簡単な会話のみ可能、つじつまの合わないことが多い	●簡単な会話は可能であるが、つじつまの合わないことがある	●話し方は滑らかではないが、簡単な会話は通じる	●日常会話はほぼ正常・複雑な会話がやや困難	正常
記銘・記憶	不能	●新しいことは全く覚えられない。古い記憶がまれにある	●最近の記憶はほとんどない。古い記憶多少残存、生年月日不確か	●最近の出来事の記憶困難 ●古い部分の部分的欠落 ●生年月日 正答	●最近の出来事をよく忘れる ●古い記憶はほぼ正常	●最近の出来事を時々忘れる	正常
見当識	全くなし	●ほとんどなし ●人物の弁別困難	●失見当識著明 ●家族と他人との区別は一応できるが誰かは分からない	●失見当識がかなりあり(日時・年齢・場所など不確か、道に迷う)	●時々場所を間違えることがある	●時々日時を間違えることがある	正常
評価	【5項目】　正常：50～48点　　境界：47～43点 　　　　　　軽度：42～31点　　中等度：30～17点 　　　　　　重度：16～0点			【3項目】　正常：30～28点　　境界：27～25点 　　　　　　軽度：24～19点　　中等度：18～10点 　　　　　　重度：9～0点			

大塚俊男，本間昭 編著：高齢者のための知的機能検査の手引き．ワールドプランニング，東京，1991：81-86．を参考に作成

観察とケアのポイント

●日常生活障害へのケアとして、失行、失認、見当識障害、遂行機能障害などで困難になっている日常生活に対して、**環境調整**によって生活を再構築していく支援を行う。環境支援の指標として、認知症高齢者への環境支援のための指針「PEAP*日本版3」がある（**図21**、**表36**）。

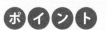

コミュニケーションの

●認知症の患者とコミュニケーションする際は、認知症患者の言動や行動を意味のあることと捉え、認め、受け入れる技法である**バリデーション**を活用する（P.100**表37**）。
●失語や人物誤認などによって、他者との関係構築が困難になっていることがあるため、橋渡しができるよう支援していく。看護師もプロセスレコードなどを用いて自らの言動の内省を行う。

図21 認知症高齢者への環境支援のための指針PEAP日本版3

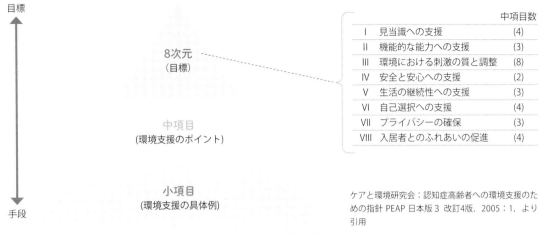

	中項目数
I 見当識への支援	(4)
II 機能的な能力への支援	(3)
III 環境における刺激の質と調整	(8)
IV 安全と安心への支援	(2)
V 生活の継続性への支援	(3)
VI 自己選択への支援	(4)
VII プライバシーの確保	(3)
VIII 入居者とのふれあいの促進	(4)

目標

8次元
(目標)

中項目
(環境支援のポイント)

小項目
(環境支援の具体例)

手段

ケアと環境研究会：認知症高齢者への環境支援のための指針 PEAP 日本版3 改訂4版. 2005：1. より引用

PEAP の構成

表36 認知症高齢者への環境支援のための指針PEAP日本版3の8次元と中項目

8次元	中項目
見当識への支援	1. 環境における情報の活用 2. 時間・空間の認知に対する支援 3. 空間や居場所のわかりやすさ 4. 視界の確保
機能的な能力への支援	1. セルフケアにおいて、入居者の自立能力を高めるための支援 2. 食事ができるための支援 3. 調理、洗濯、買い物などの活動の支援
環境における刺激の質と調整	―環境における刺激の質― 1. 意味のある良質な音の提供 2. 視覚的刺激による環境への適応 3. 香りによる感性への働きかけ 4. 柔らかな素材の提供 ―環境における刺激の調整― 1. 生活の妨げとなるような騒音の調整 2. 適切な視覚的刺激の提供 3. 不快な臭いの調整 4. 床などの材質の変化による危険への配慮
安全と安心への支援	1. 入居者の見守りのしやすさ 2. 安全な日常生活の確保
生活の継続性への支援	1. 慣れ親しんだ行動様式とライフスタイルの継続への支援 2. その人らしさの表現 3. 家庭的な環境づくり
自己選択への支援	1. 入居者への柔軟な対応 2. 空間や居場所の選択 3. いすや多くの小道具の存在 4. 居室での選択の余地
プライバシーの確保	1. プライバシーに関する施設の方針 2. 居室におけるプライバシーの確保 3. プライバシーの確保のための空間の選択
入居者とのふれあいの促進	1. ふれあいを引き出す空間の提供 2. ふれあいを促進する家具やその配置 3. ふれあいのきっかけとなる小道具の提供 4. 社会生活を支える

ケアと環境研究会：認知症高齢者への環境支援のための指針 PEAP 日本版3 改訂4版. 2005：4-15. を参考に作成

PART 4

実習でよく出合う 精神症状・精神疾患

表 37 バリデーションの 14 の技法

技法	概要
センタリング	本人に声をかける前に深呼吸を行い、自分自身の感情(焦り、苛立ちなど)を手放して、今から共感的に傾聴していく姿勢、気持ちを整える
相手を威嚇しないように、事実についての言葉を用いて信頼を築く	本人が語る(思う)事実から会話を進める 「娘に財布を盗られた」→「財布がないと困りますよね、大切にしていたのですか？ 一緒に探しましょう」
リフレージング	本人の発言の要点を繰り返す 例：「朝から一度も私にご飯をもってこない。この施設はなんて施設なんだ」→「ご飯を食べてなくて辛いんですね」
極端な表現を使う (最悪、最善の事態を想像してもらう)	「それは今までの経験で一番良くない状況・状態か」今の状態が最悪か最善かというところから、不満感や怒り(本人の持つ強いニーズ)の表出に繋げる
反対のことを想像してもらう	今の対処能力を判断する。
思い出話をする(レミニシング)	今まで困った時にどのように対応していたか、過去のコーピング行動を探り、ケアに繋げる。現在のエピソード記憶が障害されやすいため、思い出を話すことで自己認識の再確認に繋がる
真心をこめたアイコンタクトを保つ (視線を合わせる)	自分を見てくれているという安心感や、今自分がここにいるという存在感の提供
曖昧な表現を使う	失語など理解に困る単語が聞かれた際など「それで」辛い「そういう時もありますね」「だからなんですね」と、相手のペースのコミュニケーションを遮らない
低くはっきりとした愛情のこもった声で話す	加齢性変化から、高い声は甲高い雑音に聞こえ、不快感を与えやすい
相手の人の動作や感情を観察して合わせる(ミラーリング)	目線、表情、顔色、姿勢などを観察して相手に合わせることで、客観的に自分の動作や感情に気づいていく
満たされていない人間的欲求と行動を結びつける	人として愛をもって接し、役割意識からの行動や、人として当たり前に抱く感情表現(嬉しい、嫌だなど)を尊重する
その人の好みの感覚を使う	快の刺激となる音、匂い、色などを用いる
タッチング	視覚・聴覚からの認知が難しい場合に、触れることで自他の存在認識に働きかける
音楽を使う	音楽を通じて記憶にアプローチする

ナオミ・ファイル, ビッキー・デクラーク・ルビン 著, 高橋誠一, 篠崎人理 監訳, 飛松美紀 訳：バリデーション・ブレイクスル 認知症ケアの画期的メソッド. 全国コミュニティライフサポートセンター, 宮城, 2014：69-82. を参考に作成

〈略語〉
＊【ICD-10】International Classifi cation of Disease-10
＊【BPSD】Behavioral and Psychological Symptoms of Dementia
＊【ATD】Alzheimer-Type Dementia
＊【VaD】Vascular Dementia
＊【DLB】Dementia with Lewy Bodies

＊【FTD】Front-Temporal Dementia
＊【HDS-R】Hasegawa Dementia Scale-Revised
＊【MMSE】Mini Mental State Examination
＊【PEAP】Professional Environmental Assessment Protocol

〈引用文献〉
1. World Health Organization：International Statistical Classification of Diseases and Related Health Problems 10th Revision. World Health Organization, Geneva；1993.

〈参考文献〉
1. 池田学 編：認知症 臨床の最前線. 医歯薬出版, 東京, 2012.
2. 中島紀恵子 監修・編集：認知症の人びとの看護 第3版. 医歯薬出版, 東京, 2017.
3. 日本看護協会 編集：認知症ケアガイドブック. 照林社, 東京, 2016.
4. エーザイHP：ニュースリリース
   https://www.eisai.co.jp/news/2023/news202307.html（2024/2/20アクセス）
   https://www.eisai.co.jp/news/2022/news202208.html（2024/2/20アクセス）
   https://www.eisai.co.jp/news/2023/news202359.html（2024/2/20アクセス）

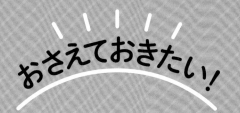

おさえておきたい！精神疾患患者のケア

執筆 = 片山典子、一柳理絵、前川早苗、渡部李菜

実習中の心構えやコミュニケーションの基本に加え、
精神疾患患者へのケアについて、おさえておきたいポイントを紹介します！

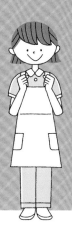

Contents

実習の心構え

患者とのかかわりかた

- 看護の基盤となる患者との対人関係は[1]、患者のニーズを満たしながら自立を助け、回復に向けてはたらきかけをする点で治療的関係といわれている。
- 基本は、**患者の立場に立って深い理解と共感を示しながら必要な援助を提供し**、患者自身が自分の問題として健康課題に取り組めるように助けることである。
- 患者が安心して看護師に信頼を置き、悩みや問題を訴えるためには、**看護師の患者への眼差しや気遣い、言葉かけ、反応、関心の深さ**が重要である。つまり、より良い実習へのカギは、**効果的なコミュニケーション技術**を駆使することである。

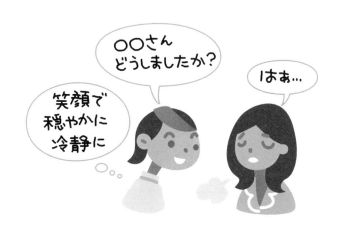

関係構築のポイント

- **図1**のように患者と看護師の両方に焦点を当て[2]、**信頼感があり受容的・共感的であり、安心できる関係**をつくる。
- 実習では、かかわる時間が増えるごとに患者との関係は変化していく。深く信頼し合える関係に発展することもあれば、順調にいかないこともある。**患者が実習生を拒否したり、実習生に対して怒りをぶつけたり、過度に依存的になったり、恋愛感情を抱いたりすること**もあるが、このような困難な状況を乗り越えることで、さらに両者の関係を発展させていくことができる[3]（患者―実習生間で起こりやすい問題への対処方法についてはP.105を参照）。

図1 患者―看護師の関係性

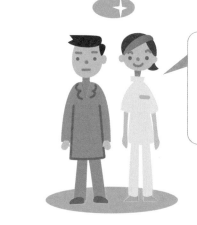

関係構築では、患者、看護師の一方ではなく、両方にスポットライトを当てる

患者-看護師関係の発展段階

患者との良好な関係を発展させるため、対人関係の技術と理論を身につける必要がある。ペプロウなどにより患者―看護師関係の発展段階が理論化されている。

ペプロウの患者-看護師関係の発展段階

- ペプロウ[4]は、患者との関係は個人的な関係ではなく、**治療的な意味合いを含む専門的な関係**であると

とらえ、患者―看護師関係には、4つの発展段階があるとしている（**表1**）。また、各段階において看護師が担うべき役割と、その変化について**図2**のように示している。

表1 ペプロウの患者−看護師関係の発展段階

第1段階	方向づけの段階	● 患者が自分の問題を意識し、必要な援助を求めることができるように支援する ● 看護師は援助者として患者の前に登場する
第2段階	同一化の段階	● 患者が看護師に近づき、関係を結ぼうとする ● 患者は看護師を母親や兄弟姉妹と見立てたりする
第3段階	開拓利用の段階	● 過去に経験した人間関係から、患者は看護師の力を借りながら自分で自分の問題を解決しようとする
第4段階	問題解決の段階	● 問題解決の局面にある ● 患者が自分自身で問題に立ち向かい、新たな目標に向かって進んでいく

図2 患者−看護師関係における発達段階と役割の変化

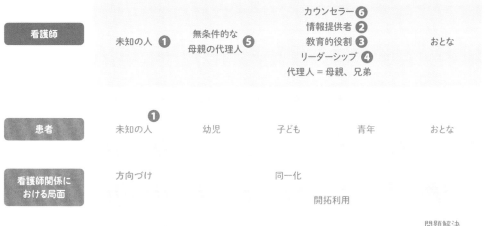

Peplau H.E. 著，稲田八重子他訳：人間関係の看護論．医学書院，東京，1973. を一部改変して引用

〈看護師が担うべき役割〉

❶未知の人
　看護師は患者にとって未知の人であり、患者もまた、看護師にとって未知の人である。初対面の人に対する尊敬や積極的な関心は、通常示される礼儀と同じであり、患者を現在あるがままに受け入れ、初対面の患者はあくまでも精神面では正常な人として、患者との関係を保っていく

❷情報提供者
　看護師は、自らを知識や技術行為の供給源と考え、患者や地域社会の健康を増進するために必要な多くの情報を提供する

❸教育的役割
　患者が知りたい、利用したいと思っている医学的知識への関心を中心として展開する

❹リーダーシップ
　看護のような人間的な営みにおいては、民主的なリーダーシップを発揮しなければならない

❺代理人
　患者は無意識のうちに、看護師に母親や兄弟などの代理としての役割を求めていることが多い。無意識のうちに過去のいろいろな人との経験から、看護師との人間関係をもとうとする

❻カウンセラー
　看護におけるカウンセリングの機能は、すべて患者−看護師関係の目的、つまり健康へ導く諸体験を推進することによって決定される

トラベルビーの対人関係の諸段階

● トラベルビー（Travelbee J.）は、「**人間対人間の関係**」として患者−看護師関係の発展段階を概念化している[5]。また出会いは、一度限りのものだが、同じようにいくつかの段階を経て進んでいくと考えた（**表2**）。

PART 5

おさえておきたい！ 精神疾患患者のケア

表 2 トラベルビーの対人関係の諸段階

第1段階	相互作用以前の段階	● この段階では相互作用はまだ生じてはいないが、看護師と患者の双方が、相手に対する期待や恐れ、不安、希望をもっている
第2段階	導入オリエンテーションの段階	● 2人の未知の人間が初めて会って知り合いになるときに、この段階が始まる ● 看護師と患者との間に契約ないし取り決めが成立し、患者の社会復帰を促すために協力し合う段階である
第3段階	同一性出現の段階	● 導入段階に取り決められた課題に対する障害が克服されると、おそらく同一性の出現の段階が始まることになる ● この段階は、看護師と患者の関係が確立されたのち、1対1の対人関係を終結させる必要が生じるときに次の段階に進む
第4段階	対人関係終結の段階	● 看護師は、患者が対人関係の終結に伴う準備ができるように援助し、患者から身を引くことに対して自分自身も心理的な準備をする ● 患者が、患者−看護師関係で学んだことをほかの関係に応用するための計画を立てて実行に移すという責任を果たさなければならない

外口の患者−看護師関係の成立と発展過程

● 外口玉子は、患者−看護師のかかわりは、その都度一度限りのものであるが、時間の流れのなかで積み重ねられ、いくつかの段階や時期を経ていくと考え[6]、その特徴や目的によって3つの段階を明らかにした（表3）。

表 3　外口の患者−看護師関係の諸段階

第1段階	関係をもち始める時期	● 看護師も患者も未知の状態にある ● 看護師は、患者に積極的な関心を向けることで、患者の不安に適切に対処していく ● 看護師と患者との間でケアについての合意をつくり、方向づける段階である
第2段階	関係をもち続けていく時期	● 関係を維持し、関係のありかたを検討しながらより発展させていく段階である ● 看護師は、患者の問題行動を通して患者の思考・感情・行動の反応様式を分析し、行動の変化を生み出そうとする ● 患者の課題にともに取り組む段階である
第3段階	新たな人との関係に展開する時期	● 設定目標の達成、社会性の向上、問題への対処能力の向上、あるいは関係の行き詰まりによる新たな人々との関係づくりなど、終結・区切りをつける段階である

川野の患者−看護師の発展段階

● 川野雅資は、患者−看護師関係の発展段階を「見知らぬ患者・家族と看護師が医療という場で出会い、患者・家族は看護師の力を借りて回復・増進に苦慮し、やがて自分たちの力で社会生活を送れるようになっていく過程」として、3つの段階に分けて考えている[7]（表4）。

表 4　川野の患者−看護師関係の諸段階

第1段階	関係をもち始める時期	● 第1段階の特徴は、見知らぬ患者・家族と看護師が出会うことにある。その出会いは、私的な関係ではなく、あくまでケアサービスを受ける人とケアサービスを提供する人の治療関係であることに意味がある ● このような治療関係の特徴は、目標を共有するということである。言い換えれば、治療契約を結ぶということになる
第2段階	関係をもち続けていく時期	● 第2段階では、患者は問題状況を看護師に提示する。看護師は、比較的早期に患者の問題に気づくことができる。しかし、「その問題の根本となる課題は何か」を見いだすことは容易なことではなく、患者・家族とともに根本となる課題を探求するのが、この時期の特徴である ● この時期は、「活動する時期」でもある。実際に患者と行動をともにし、患者の問題解決にいっしょに向かう
第3段階	関係の終結に向かう時期	● 第3段階は、患者と看護師の関係が終わりになる時期であり、治療的な別れを意味する ● 患者と家族は看護師の助力なしで、自分たちの生活が営めるようになり、一般的に病院であれば退院、地域であれば自立する。実習期間が終わることで関係が終結する

患者との間で起こりやすい問題への対応

拒否

- 「受け持ち患者にあいさつをしたのに返事がない」「顔を背けられる」「約束した時間に患者が現れない」といったような経験をすると、患者に拒否されたのではないかと思い、不安になり、動揺してしまう。この状況を解決するには、**患者が拒否をした言動の意味**を理解することが重要である。
- 患者―看護師関係の各段階で拒否が起こる。**第1段階**では受け持ち患者と初めて知り合い、**第2段階**では患者と良いところを伸ばし問題解決に向かって行動し、**第3段階**では患者との「別れ」を経験する。拒否の理由も**表5**のとおりさまざまである。

表5 患者―看護師関係の発展段階で起こる拒否の例と理由

第1段階 (関係をもちはじめる時期)	コミュニケーションの困難	● 何を話していいのかわからない ● 話すことがない
	不安・恐れ	● 生活のペースを崩されるのではないか ● 自分のことをあれこれ聞かれるのではないか ● 自分では勉強にならないのではないか ● 性的な感情が生じるのを恐れる
	ストレスの回避	● 見知らぬ人と新たな関係を築くことに対するストレス ● 誰かがそばに来ることで病気が悪化するかもしれない
第2段階 (関係をもち続けていく時期)	患者の試し行為	● 突然「嫌だ」と言ったり、約束した時間に現れなかったり遅れる。**どのような反応をするのか確かめようとする**ものであり、自分との接触を避けるか、否かを試そうとしている
	患者との関係の発展	● 信頼できる人だとわかると、**本心を述べても自分を見捨てたりしないという感情**が生じる。患者は「～したくない」「嫌だ」など自分の本心や感情を伝えるようになる
	病状の悪化	● 幻聴や妄想、また焦燥感により、医療者などの周囲の人に対して、かかわりを避け、イライラ感を表出する。実習生だったら**自分のことを受け止めてくれるだろうという安心感**や、医療者より弱い立場にあるため、感情をぶつけやすい
	過剰な期待	● 患者の変化を期待しすぎることにより、現実には達成することができない目標を設定し、その目標達成のために患者に行動を強いることがある。患者はできない自分を不甲斐なく思い、拒否をすることがある
第3段階 (関係の終結に向かう時期)	受け持ち患者と実習生の別れ	● 患者との信頼関係を終わらせたくない ● 精神疾患患者のなかには、これまで満足した対人関係を築くことができず、人との別れを経験することで見捨てられたと感じ、実習生との「別れ」を拒む場合がある

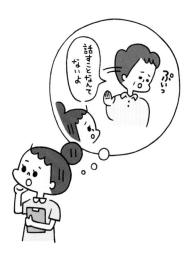

対応のポイント

- 第1段階では、患者の言動の背景を理解し、まず**自分が何者で、何をしに来たのか、決して患者をおびやかす存在ではない**ということを伝えていく必要がある
- 第2段階では、**患者の病状や治療などが関係している**ことがあるので、向精神薬の減量や拒薬の影響や外泊、面会、作業療法の導入などの変化に注意を払う
- 第3段階では、患者にとって過去に経験した別離や喪失ではなく、実習期間が終了したことによる別れであること、**今まで築いてきた患者―実習生関係が今後の生活に向けて患者・実習生双方にとって意味のあるものであったことを伝え合う**必要がある

依存感情

- 患者は、**誰にも自分のことを理解されない、自分を受け入れてくれない**という孤立感を感じていることがある。実習では、時間をかけて自分を理解しようとする実習生に安心感を抱き**依存的**になる。
- 患者のなかでも、これまでの人間関係、特に親子関係において真に甘えられる関係が成立しないまま成長してきた人は、他者に依存する傾向が強い。
- 甘え合う、あるいは依存できる関係をまずつくり、次に、その関係から**自立**していく必要がある。

対応のポイント
- 患者に依存されることは、拒否に比べれば心地よいが、患者がいつまでも依存関係を望むようになってしまうことに気をつける
- 思っていることを素直に患者に伝える

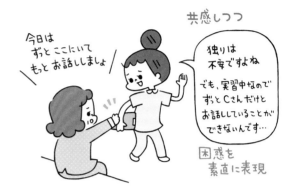

恋愛感情や性的感情

- 患者は、閉鎖的な環境で家族・友人と離れた生活が長いと、実習生に対して新鮮な感情を抱いてしまうのは自然なことである。また、苦しいときに親身になってくれた人に対して、信頼感と好意・恋愛感情などが混在した気持ちが芽生えてしまうこともある。

対応のポイント
- 「何のためにここに来ているか」を患者に伝える
- 患者から恋愛感情や性的言動を受けていることを、素直に教員や実習指導者に相談する

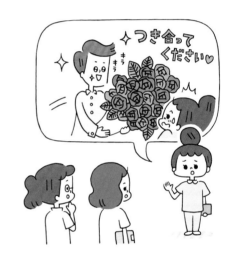

怒り

- 患者の怒りは欲求が満たされないなどの気持ちが相手に伝わらないときに起こる。
- 怒りは、①自己に向かって内在化され**抑うつ的**になる場合、②他者や物に向かって**攻撃的**になる場合の2つに大きく分かれる。
- 怒りは、「大声をあげる」「こぶしを握る」「怒りの対象に突進する」「血圧が上がる」などの行動等の変化として現れる。

対応のポイント
- 怒りの原因を除去する
- 刺激の少ない落ちついた環境をつくり、怒りの鎮静化を図る
- 怒りが落ち着いた時点で患者といっしょに振り返る
- 怒りを適切に表出できるように援助する
- リラクセーションを取り入れ、対処方法を考える
- チームで統一したケアを提供する

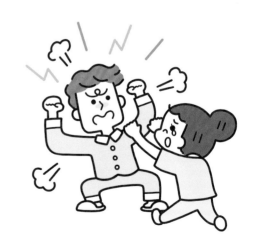

コミュニケーション

- 患者との関係を発展させていくには、**患者に対する理解を深める**ことが必要である。
- 看護師は、患者の思考、感情、行動、反応を理解し、患者は看護師の患者に対する反応を通じて、それを理解するという**相互理解のプロセス**を踏む。
- 患者が自分の悩みを表現するのは、看護師を信頼しはじめてからである。患者が心の内を表現できるように援助する。

〈基本的なコミュニケーション姿勢〉

- コミュニケーションをとるときには、患者との**心理的な距離**から物理的な距離を考える
- 初対面のときには、斜め45度くらいのところから接する
- あらたまった話や正式な話をするときは真正面から話す対面法を用いる
- 90度の位置は、少し関係ができた患者の精神面に深く入るときに有効である
- 腕組みをしたり、足を組んだりせず、**ゆったりとした姿勢**でコミュニケーションをとる
- 患者の反応を確認しながら、**話すスピードを患者に合わせる**
- うなずきや相づちを打ちながら患者の話を**傾聴**する

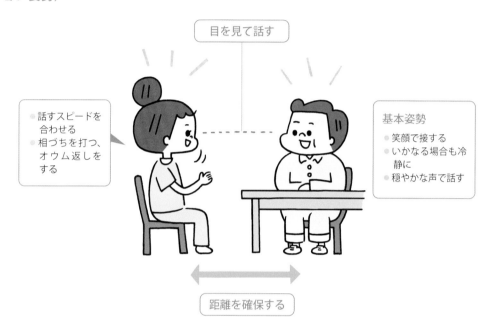

目を見て話す

- 話すスピードを合わせる
- 相づちを打つ、オウム返しをする

基本姿勢
- 笑顔で接する
- いかなる場合も冷静に
- 穏やかな声で話す

距離を確保する

コミュニケーションを高める方法

- コミュニケーションを高めるためには次の2つの方法がある。
- **治療的(効果的)なコミュニケーション技術の習得**：P.108**表6**のコミュニケーション技術を学習し、患者に応用する。繰り返し使うことで技術は向上する。
- **非治療的(効果的でない)コミュニケーションの意識**：P.108**表7**のコミュニケーションを使わないようにする。自分のコミュニケーションを振り返り、無意識のうちに使ってしまう非治療的コミュニケーションに気づき、別の言いかたを習得する。

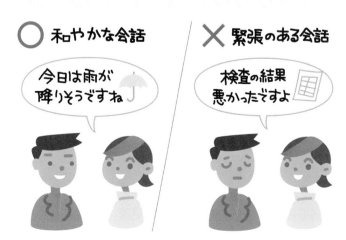

○ 和やかな会話
今日は雨が降りそうですね☂

✕ 緊張のある会話
検査の結果悪かったですよ

表6　効果的なコミュニケーション技術

コミュニケーションの内容	表現の例
1. 話題の導入	「きょうは、雨が降りそうですね」
2. 観察したことを表現する	「少し、髪を切りましたね」
3. 問いかけ	「きのうの夜は、よく眠れましたか？」
4. 受けとめる	うなずく「そうですよね」「おつらい気持ちはわかります」
5. 明確化	「いま、家族と言われましたが、それはどなたのことでしょうか？」
6. 焦点化	「今、お話ししたところを、もう少し詳しく話してくれますか？」
7. 会話を促進する	「うーん。それで」「それからどうなったのでしょう？」
8. 励ます	「大丈夫ですよ」「安心して任せてください」
9. 効果的な沈黙	
10. タッチング	相手の肩や背中にそっと触れる
11. 患者の感情表現を促す	「○○さんは今、どのように感じていますか？」
12. 患者が考えていることを表現できるように促す	「そのことについて、どのように考えていらっしゃいますか？」
13. 看護師が感情表現をする	「私は、○○さんの考えを聞けてうれしいです」
14. 看護師が自分の考えを表現する	「私は、○○さんの考えを伺って、○○さんはご自分のことを客観的に整理されていらっしゃるんだと思いました」
15. 看護師の自己提供	「私でよければお手伝いします」
16. よい点を伝える	「今週は休まずにプログラムに参加できていましたね」
17. 変化していることを表現する	「入院した当初は眠れないとおっしゃっていましたが、ここ2~3日はよく眠れていらっしゃいますね」
18. ユーモアをあらわす	
19. 意図的に現実的な話題に変える	「昼食の時間です」
20. 話をもとに戻す	「ところで、先ほど話していた退院後の生活のことですが……」
21. 時間の経過を追う	「それはいつごろのことですか？」「その後はどうなったのですか？」
22. 現実提示	「ここは○○病院の××病棟です」
23. 情報提供・提案	「○○については、いくつかの方法があります。△△という方法や××という方法などです」
24. 自己決定を促す	「○○さんはどちらにされますか？」
25. 要約	「○○さんが今、一番話したかったことは、お母さんにもっとわかってほしいということだったんですね」

川野雅資 編著：精神看護臨地実習. 医学書院，東京，2005：14. を参考に筆者作成

表7　効果的でないコミュニケーション

コミュニケーションの内容	表現の例
1. いきなりおびやかす話題から始まる	「退院のことですが」「検査の結果、悪かったですよ」
2. 非難	「あなたの考えかたは間違っていますよ」
3. 効果のない慰め	「大丈夫、大丈夫、気にしすぎです」「なんともないですよ」
4. 看護師が話しすぎる	
5. しつこい質問	「あなたの具合はどうですか？話してみませんか？どんな具合ですか？」
6. 看護師が話さなすぎる	
7. 意味のない沈黙	
8. 意味のない笑い	
9. 相手を尊重しない言葉遣い	高齢者に対して「おばあちゃん」、成人の患者に対して「○○ちゃん」
10. 相手に不快を与えるような立ち居ふるまい	オーバーなジェスチャー
11. 突然、結論に飛ぶ	
12. 意味なく話題を変える	
13. 言葉の重なり	相手が話し終わらないうちに言葉をかぶせる
14. 患者の表現を抑制する	「でも……」「そういうことじゃなくて……」
15. 否定的なニュアンスで語尾が終わる	「～なことはありえないんじゃないですか？」 「～なことはないですよ」

川野雅資 編著：精神看護臨地実習. 医学書院，東京，2005：15. を参考に筆者作成

専門的なコミュニケーション

● 入院時には、社交的な会話から入ることが有効である。しかし、いつまでも社交的な会話ばかりでは、治療的な実践活動はできない。社交的コミュニケーションから**専門的コミュニケーション**へと切替えが必要である。

● 専門的コミュニケーションによる会話の流れを川野は、以下の3段階に分けて説明している[3]。患者と看護師の関係は、❶人と人との出会いから始まり、❷看護師の患者の立場に立った援助過程を通じて深まり、患者が信頼を置き、❸安心できる治療的関係に発展する（**表8**）。

表8	専門的なコミュニケーションによる会話の流れ

第1段階　導入

―会話の始まり。安心できる社交的な雰囲気をつくる。例えば、気候や天候、交通などお互いの身の回りの話題から会話する

● **患者の安楽**：椅子を勧める、荷物をどこかに置く、温度や風向きを調節するなどで、相談・面談の場の環境を整え、患者の安楽を図る

● **ラポールの形成**：初回の面接であれば、自己紹介と面接の決まりごとなどを説明する。また、どのくらいの時間を会話に当てられるか予定を伝え合い、ラポールの形成を図る

● **感謝**：相談に来てくれてうれしいという気持ちを表現する

ラポールの形成

第2段階　主題と解決

―会話のほとんどの時間が、この段階に費やされる

● 患者情報の収集
● 患者のニーズに応じる
● 問題解決に向けた共同作業
● 感情の明確化を続ける
● 患者の感情への気づき
● 事実の提供

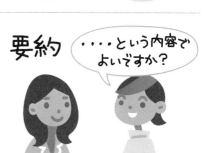

○○さんは○○に困っているんですね

第3段階　終結

―相談して良かったと感じられ、また続けたいと動機づけられる

● **会話の最初に戻る**：「今日の相談の一番の要点は「○○○」でしたけれども」

● **要約**：相談内容を看護師が要約してもよいし、患者に要約してもらうように問いかけてもよい

● **感謝**：相談場面で感じたことを事実を挙げて表現する。来てくれたこと、表現してくれたことに感謝する

● **変化**：例えば、前回とはここが違っていたと、事実を挙げて表現する

● **次の約束**：看護師は条件を提示する。そして可能な限り患者に決めてもらう

要約　・・・・という内容でよいですか？

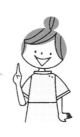

患者さんと会話を始める前に、何を目的にコミュニケーションをとり、どのような展開で会話をしていくか、流れを組み立てておきましょう。

PART
5

おさえておきたい！精神疾患患者のケア

109

リスクマネジメント

自傷・自殺

自傷・自殺のリスクアセスメント

- 自殺者の**9割以上**に何らかの精神疾患の診断がつくといわれており、精神疾患は**自殺の危険因子**である。特に**気分（感情）障害、依存症、統合失調症、パーソナリ**ティ障害が多い[8]。

- 自傷はストレス対処的な行動、幻覚・妄想に左右されたゆえの行動である場合が多い。しかし、自傷行為の繰り返しの先に**自殺企図**を行う場合があるため、自傷行為も自殺の危険因子として重要である（**表9**）。

**対応の
ポイント**

- **自殺念慮**（自殺をしてしまいたいと考えること）を患者が否定したとしても、自殺念慮を隠している場合もある。
- 言語的表出だけを鵜呑みにせずに、自殺念慮に関して**図3**の❶〜❺を多面的にアセスメントして、**自殺のサインをいち早く察知する**ことが大切である。

表9　自殺の危険因子

表出	絶望感、無力感、自殺（希死）念慮
出来事	離別・死別・喪失、親族の自殺、経済的破綻、災害・虐待・犯罪などによる外傷体験
健康面	精神疾患、慢性・進行性の疾患、疼痛、病苦、セルフケアの欠如
既往	自殺未遂、自傷行為
環境	自殺手段が身近にある、自殺を促す情報への曝露、孤立、支援者の不在

日本精神科救急学会 監修，杉山直也，藤田潔 編：精神科救急医療ガイドライン2022年版. 日本精神科救急学会，東京，2022：172.
https://www.jaep.jp/gl/gl2022_all.pdf（2024/2/20アクセス）

図3　自殺念慮の評価

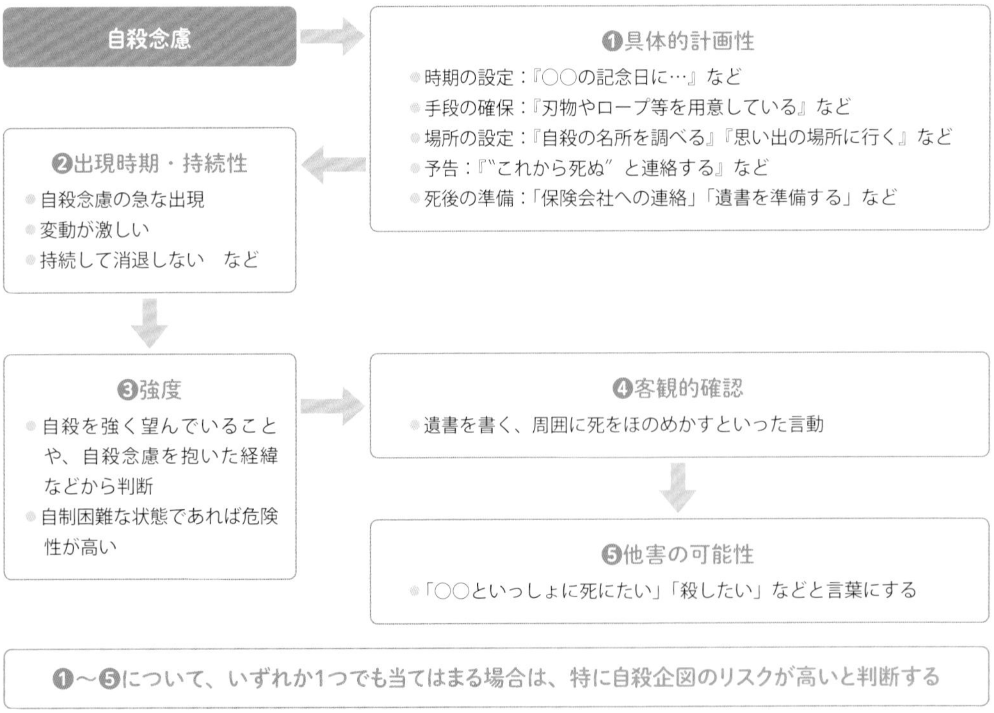

自殺念慮

❶具体的計画性
- 時期の設定：『○○の記念日に…』など
- 手段の確保：『刃物やロープ等を用意している』など
- 場所の設定：『自殺の名所を調べる』『思い出の場所に行く』など
- 予告：『"これから死ぬ"と連絡する』など
- 死後の準備：「保険会社への連絡」「遺書を準備する」など

❷出現時期・持続性
- 自殺念慮の急な出現
- 変動が激しい
- 持続して消退しない　など

❸強度
- 自殺を強く望んでいることや、自殺念慮を抱いた経緯などから判断
- 自制困難な状態であれば危険性が高い

❹客観的確認
- 遺書を書く、周囲に死をほのめかすといった言動

❺他害の可能性
- 「○○といっしょに死にたい」「殺したい」などと言葉にする

　❶〜❺について、いずれか1つでも当てはまる場合は、特に自殺企図のリスクが高いと判断する

自殺念慮のある患者への対応

- 自殺念慮のある患者と接する際には、**TALKの原則**（**表10**）をふまえておく。言葉にして、心配していること、気にかけているということを相手に伝えることが大切である。
- 「**心配している**」「**あなたのことを考えている**」ことを伝えることが基本となるが、実習生としてかかわるのは難しい。患者をしっかりと見守り、変化に気づいたら指導者に報告することが大切である。

暴力

- 暴力とは「**危害を加える要素をもった行動**（言語的なもの、自己への攻撃も含まれる）で、容認できないと判断される、すべての脅威を与える行為」[9]を指す。
- 包括的暴力防止プログラム（CVPPP*）は医療現場で起こる**当事者の攻撃、あるいは暴力を適切にケアする**ためのプログラムである。単に暴力を物理的に抑え込むのではなく、**暴力の予防から発生後の振り返り**までを含んだ包括的な内容になっている。
- CVPPPの構成要素は**表11**の❶～❺であり、攻撃のサイクル（**図4**）に合わせて展開する。

表10	TALK の原則
Tell	はっきり言葉に出して「あなたのことを心配している」と伝える
Ask	死にたいと思っているかどうか素直に尋ねる
Listen	相手の絶望的な気持ちを一所懸命に受け止めて聞き役にまわる
Keep safe	危ないと思ったらまず本人の安全を確保するため、家族や周囲の人の協力を得て、専門家に相談するなどして適切に対処する

表11　CVPPP の構成要素

❶ **リスクアセスメント**：暴力のリスクを予測する
❷ **ディエスカレーション**：患者の気持ちを落ち着かせ、受容、共感、協調、交渉を主とした言語・非言語的介入。CVPPP の核となるスキル
❸ **ブレイクアウェイ**：暴力発生時に逃げるための手技
❹ **チームテクニクス**：攻撃者を安全に抑制し、チームで身体介入を図る
❺ **振り返りと報告**：事後の攻撃者本人とスタッフ双方のアフターケア

対応のポイント
- 怒り、攻撃を向けられたときはすみやかに患者から離れ、距離をとるのが第一優先となる
- 教員や指導者に報告し、自分の安全を確保する
- 近くに教員、指導者がいない場合は、病棟のスタッフに至急援助要請をする

図4　攻撃が始まり収まるまでの過程

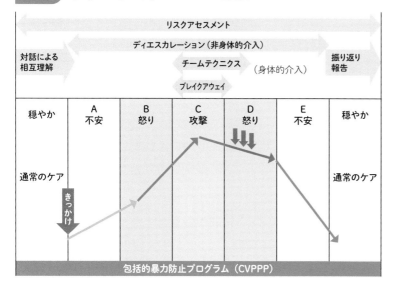

A：不安
暴力の予兆（イライラ、不眠、落ち着きのなさなど）

B：怒り
言動が荒い、訴えが多い

C：攻撃
行動を咎められたり、トラブルに発展したりするときに暴力が生じる。爆発的な怒りは、数分ほどしか持続しない

D：怒り
危機が去っても怒りが残っており、**再攻撃性の可能性**がある

E：不安
興奮が収まり、自分の攻撃性に後悔や自己嫌悪が起き、不安が募る

日本こころの安全とケア学会 監修，下里誠二 編著：最新CVPPPトレーニングマニュアル 医療職による包括的暴力防止プログラムの理論と実践．中央法規出版，東京，2019：53. を参考に作成

事故防止

● 向精神薬の副作用や加齢変化によって嚥下機能や筋力が低下している場合があり、**誤嚥**や**転倒・転落**の**事故予防**が重要となる。

● 誤嚥の予防としては、**嚥下機能を評価し、必要時薬剤調整や食事形態の変更**などを行う（**表12**）。

● 転倒・転落の予防としては、**ADLや薬剤の使用状況、行動パターンなどから転倒・転落のリスクを評価**し、環境整備や日中の活動の確保、行動パターンに合わせた排泄の誘導などを行う（**表13**）。

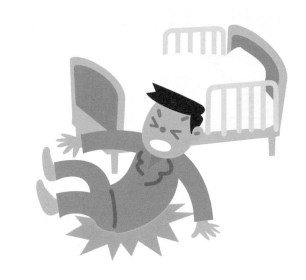

表12 誤嚥・窒息のアセスメント

アセスメントの視点	観察のポイント
嚥下・窒息の評価	● 嚥下機能や認知機能の評価を行いリスクの把握
食形態、食事介助方法	● 嚥下機能に合わせた食形態を選択（きざみ食、軟食など）
異物食の防止	● 異物食の対象となる物を患者の目につく場所に置かない（紙おむつ、消毒剤、危険物など）

表13 転倒・転落のアセスメント

アセスメントの視点	観察のポイント
転倒・転落の評価	● アセスメントスコア表などを用いてリスクの把握（過去の転倒歴、認知機能、薬剤の影響など）
環境整備	● 不要な物は置かないなどのベッド周囲の環境整備、ベッドの高さ調整
疾病の変化	● 精神状態や疾病特性による判断機能の低下、使用薬剤・薬剤調整の把握
ADLの評価	● ADLや排泄パターンの評価、拘束解除後は筋力低下の評価

隔離・身体的拘束

● 隔離・身体的拘束は、代替方法が見いだせるまでの**やむを得ない処置として行われる行動の制限**である。隔離や身体的拘束の必要性は、精神保健福祉法の規定に基づき、**精神保健指定医の診察と指示によって行われる。**

● **隔離室での事故**：日本精神科病院協会の事故報告[10]によると、隔離室の事故（1994〜2007年）は、**自殺・自殺未遂（27%）**、突然死（22.4%）、不慮の事故・致死（窒息・転倒を含む）（20.4%）、合併症（院内感染を含む）（10.2%）の順で多い。具体的なアセスメントの視点と観察のポイントおよび留意点は**表14**に示した。

● **身体的拘束による事故**：身体的拘束とは、**一時的に患者の身体を拘束し、その運動を抑制する行動の制限**であり、患者の生命の危険、重大な身体的損傷の予防、安全の確保のために行われるものである。身体的拘束中のリスクと具体的な対策は**表15**に示した。

表14 隔離のアセスメント

アセスメントの視点	観察のポイント
患者の精神症状・身体症状の観察	● 患者の主観的症状（訴え）、客観的データ、身体症状 ※対面での観察と隔離室内のカメラでの観察
私物の管理	● 私物の持ち込みは、医師の指示のもと行い、職員間の情報共有を図る
危険物の管理	● 隔離室の入室時は、患者に事前説明し危険物が持ち込まれないように身体チェックを行う
定期的な評価	● 隔離を最小限にするために定期的に評価・検討をする

表15 身体的拘束中の身体的障害・事故と対策

内容	対策
下肢静脈血栓肺塞栓	● 観察 ● 早期離床、積極的な下肢運動 ● 弾性ストッキングの着用（足首、ふくらはぎ、膝までの長さを測定しサイズを決める） ● 間欠的空気圧迫装置の使用 ● 薬物的予防、ヘパリン5000単位皮下注射（2回/日） ● 血液検査による血栓測定法、**血中のDダイマー測定**
窒息 誤嚥性肺炎 沈下性肺炎	● 適切な拘束の実施（中途半端に緩めることは危険） ● 食事摂取時の上体挙上、体位変換不能な状態では危険が伴うことを念頭におく ● 口腔内の清潔 ● 食後2時間はベッドは挙上したままとする ● 窒息発生時にすぐ対応できるように心電図モニターを装着し観察する
ストレス性胃潰瘍 イレウス	● 観察 ● 抗潰瘍薬の投与
尿路感染	● 水分出納チェック ● 尿道カテーテルを留置している場合は、必要性の評価を行い早期に中止する
褥瘡	● 2時間ごとの体位変換 ● 身体の清潔（入浴・清潔） ● エアーマットレスの使用
橈骨神経麻痺 廃用性筋萎縮、関節拘縮	● 定期的に拘束をはずし観察する ● 不適切な拘束位置とならないように良肢位を保つ
点滴・経管栄養チューブ・尿道カテーテルの抜去	● 点滴チューブ、経管栄養チューブに手や口が届かないように走行を工夫する ● 尿道カテーテルに手や足が届かないように走行を工夫する ● 必要性の評価を行い不必要なチューブは中止する

川野雅資 編：精神看護学II 精神臨床看護学 第6版. ヌーヴェルヒロカワ，東京，2015：196. より引用

拘束は患者さんを心身ともに激しく疲弊させます。バイタルサイン、身体症状の観察に注意するとともに、拘束の理由をていねいに説明し信頼関係を築きましょう。また、解除される見通しを伝え、回復への希望につなげるよう支援します。

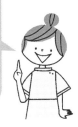

意思決定の支援

自己決定の尊重

精神科医療における インフォームド・コンセント

- 日本国憲法第13条※は、人権尊重の根幹であり自己決定権の基礎となっている。
- **インフォームド・コンセント**とは、医療行為や治療の内容についてよく説明を受けて十分に理解したうえで、**患者が自らの自由意思に基づいて医療行為や治療の方針に合意すること**である。
- 精神科医療では、患者の精神症状によって、同意能力や理解能力が低下していることもあるので、**患者の疾患を理解し、協力者として患者とその家族から信頼を得ること**が特に重要である（**表16**）。

インフォームド・コンセント

知る権利
・・・ですか？

自己決定権
私は・・・を希望します

※**日本国憲法第13条**：「すべての国民は、個人として尊重される。生命、自由及び幸福追求に対する国民の権利については、公共の福祉に反しない限り、立法その他の国政の上で、最大の尊重を必要とする」

表16 精神科に必要なインフォームド・コンセントの内容

- 診断名とその根拠
- 現在の病状と今後の病状の予測
- 治療方法（隔離や行動制限、処遇を含む）とその根拠
- 治療効果と副作用（薬物療法や精神療法など）
- 治療の有無による病状の変化
- 入院形態や治療費について

インフォームド・コンセントにおける 看護師の役割と観察

- 患者は入院から退院まで状況により心理的な変化があるため、その状況に応じた心理的な変化を理解し、インフォームド・コンセントを行うことが重要である。
- 看護師は、**患者の立場に立ち、医師の指示や方針をわかりやすく説明する。**その際、**患者の反応や理解**度、**責任能力の程度、意思決定能力**などの把握が必要となる。また看護師が行うケアをどのように行うかを決定することも患者の自己決定による必要がある。そのため説明に対する患者や家族の反応と理解、そしてどのような行動を選択したかを観察する必要がある。
- 精神科医療のインフォームド・コンセントにおける看護の役割は**表17**のとおりである。

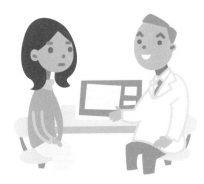

説明時の観察のポイント
- 混乱している、錯乱状態にある、何かにとらわれている、うわの空であるかの様子の観察
- 説明を聞いているか、聞ける態勢にあるか、理解しているか、積極的かなどの観察

説明後の観察のポイント
- 説明した内容と、患者の行動、患者・家族の反応との行動の一致・不一致の観察
- 例えば、指示どおりに内服することに同意したが、説明後の患者の行動が一致しているか

表17 精神科医療のインフォームド・コンセントにおける看護の役割

❶患者の状態の観察から、**病状に合わせて説明の仕方と時期を判断する**
❷各々の患者の個別的な問題や心配事に対し、症状との関連から具体的に説明や助言をする
❸各々の患者の個別的な問題や心配事に対し、ともにその原因を振り返り対処策を共有する
❹健康上の課題に対しては、患者の特徴や性格を把握し説明方法やケアのアセスメントをしたうえで、その患者に合った説明やケアを提供する
❺患者を把握するために、**家族からの情報収集も活用する**
❻患者の特徴をふまえて、**患者からの思いの表出を大切にし、それに対して説明や安心できる声かけをする**
❼退院後の生活に向けた服薬、**セルフコントロール**などの自己管理のための教育的なかかわりを行う
❽退院後の生活に向けた気持ちの持ちかたの助言や医師に対して患者の意向や意思を伝える

患者の自己決定支援

● 患者の意思決定（入院や治療の目標や期間など情報を理解しているか、治療を受けないことによる不利益を考慮して自分の意思で選択しているかなど）を丁寧（ていねい）に観察し、患者の状態に合わせて繰り返し説明する。

● どのように説明したかというよりも、**どのように患者が受け止めたのかが重要である。**

● 適切な情報提供をしたとしても、患者が自己決定できる**十分な能力を有していない場合、病状により決められない場合、病識がない場合**がある。患者なりに困っていること、苦しいと感じている病感を手がかりにして、治療関係をつくる工夫を行う。

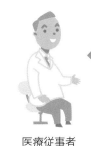

シェアード・デシジョン・メーキング

● 最近の精神科医療では、**シェアード・デシジョン・メーキング**（SDM＊：協働的意思決定）が重視されている。SDMは、従来とは異なり、医師が提供する情報を制限することはなく、患者の意思決定に必要な情報を提供するもので、医師と患者が話し合いを重ねて、**医師と患者で意思決定が行われる**（**表18**）。

● 近年の研究では、SDMにより**治療アドヒアランス、健康上の転帰および患者満足度が向上する**効果が示されている[11,12]。

● SDM重視の理由は、ゴールが「病気が治ること」から「個々の患者のリカバリー」に移り変わってきたからである。

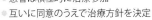

双方向性の理解

● 患者は積極的に治療参加
● 互いに同意のうえで治療方針を決定

医療従事者　　　　　　　　　　　　　　患者

表18 従来型意思決定とSDMの比較

項目		従来型	SDM	インフォームド
情報交換	流れ	一方向（ほとんど）	双方向	一方向（ほとんど）
	方向	医師➡患者・家族	医療者（医療チーム）⬌患者・家族	医師➡患者
	タイプ	医学的	医学的、個人的	医学的
	情報量	最小限	十分量	十分量
審議		医師単独または医師＋他の医師	医療者（医療チーム）＋患者・家族（有力な他者が加わることもある）	患者・家族（有力な他者が加わることもある）

吉松和哉，小泉典章，川野雅資 編：精神看護学Ⅰ 精神保健学 第6版．ヌーヴェルヒロカワ，東京，2015：263．より引用

トラウマインフォームド・ケア

トラウマインフォームド・ケアとは

- トラウマインフォームド・ケア（TIC*）は、トラウマに関する多くの知識をもとにトラウマを理解し、**心的外傷を受けた人を守り、適切な治療を提供するためのケア**である。
- **トラウマ概念の定義**[13]：トラウマは、**できごと**（Event）や状況の組み合わせの結果として生じる。それは身体的または感情的に有害であるか、または生命を脅かすものとして**体験**（Experience）され、個人の機能的および精神的、身体的、社会的、感情的またはスピリチュアルな幸福に、長期的な**悪影響**（Effect）を与える。
- **トラウマインフォームド・アプローチ**：TICのアプローチは下記の「4つのR」と「6つ主要原則」に基づいている。

トラウマインフォームド・アプローチの4つのR

① トラウマの広範な影響を**理解し**（Realizes）、回復への可能な道筋を知っている
② 患者・家族・職員やシステムに関係する人たちに生じるトラウマの徴候や症状を**認識する**（Recognizes）
③ トラウマに関する知識を方針・手続き・実践に十分統合して**対応する**（Responds）
④ 積極的に**再トラウマ化を予防する**（Resist re-traumatization）

トラウマインフォームド・アプローチの6つの主要原則

① 安全
② 信頼性と透明性
③ ピアサポート
④ 協働と相互性
⑤ エンパワメント、意見表明と選択
⑥ 文化、歴史、ジェンダーの問題

精神障害者のトラウマ体験

- トラウマインフォームド・ケアでは、個々のトラウマ体験から起因したできごと・体験・悪影響と、症状や徴候を理解し、現在の環境やケア、周囲の人々の言動などが、トラウマ体験をした人にさまざまな影響（悪影響）を与えることに気づく必要がある。特に、**精神障害者は多くの患者がトラウマ的なできごとを体験している。**
- Mueserらは、重度の精神疾患患者の275名に関する調査で、**98%**がトラウマ体験をしたと報告している[14]。
- したがって、さまざまな精神症状の背景には、過去のトラウマ体験があるかもしれないことを念頭におくことが重要である。
- トラウマインフォームド・ケアは特殊な治療法ではなく、通常の医療・看護のなかで実践していくものである。再トラウマ化を防ぐことは、**本人がもともともっている回復力（レジリエンス）を発揮する**環境を整えるためにも非常に重要なことである。

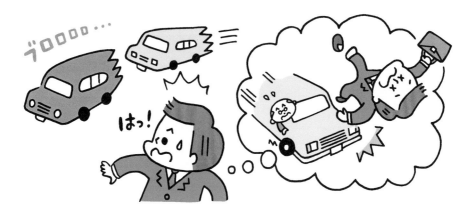

リラクセーション

- **リラックス**とは、精神的あるいは身体的緊張をゆるめたり、やわらげたり、くつろいだりする状態である。
- ストレスの対処としてリラクセーションを活用することは、**ストレスを解消**したり、**ストレス耐性を高めたり**するための有用な助けとなる。
- リラクセーションは、社会生活のなかで交感神経が慢性的に緊張状態にあるものを、意識的に**副交感神経優位**にするように自己コントロールする方法である。
- リラクセーションにはさまざまなものが含まれるが、身体的・心理的・社会的側面に区別したものが**表19**である。

表19 リラクセーションの方法

側面	種類
身体的	呼吸法、筋弛緩法、自律訓練法、バイオ・フィードバック、運動やエクササイズ、禅やヨガ、アロマセラピー、タッチング、笑い、食事など
心理的	感情の表出による浄化（話す、叫ぶ、書く、何かを作るなど）、イメージ（落ち着くイメージを抱く）、音楽（受動的・能動的）、認知の転換や再構成、ユーモアや笑いなど
社会的	コミュニケーション・スキルの改善や向上、孤立化あるいは家族や気のおけない仲間との時間共有、関係性の改善、ユーモアなど

その人のやりやすい方法・好み・ライフスタイルに合わせる

こころ → からだ
心の緊張緩和を通して体の緊張を緩和する

からだ → こころ
体の緊張緩和を通して心の緊張を緩和する

萱間真美 編：精神看護 第2版. 照林社, 東京, 2015：321. より引用

ストレッチング

- 緊張した筋肉をやわらげるためには、**ストレッチング**が有効である。
- からだを伸ばすことで、緊張した筋肉をゆるめるという効果が得られる。

ストレッチングの例

両手伸ばし
1. 頭上で両手を交差して手のひらを合わせる
2. 両腕をやや後方に引き、伸ばす

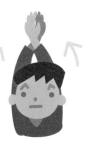

胸、背中伸ばし
1. 両手を後ろで組み、胸、肩に緊張が感じられるまで両腕を後方に引く
2. 今度は肩の高さで前に腕を上げ、手を組んで伸ばす

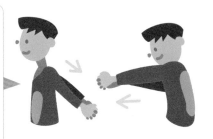

呼吸法

- 呼吸法は、**心身の安定化とコントロール**を図る容易な方法である。
- 呼吸法の基本は、鼻から息を吸って口からゆっくりと吐き出すような**腹式による深呼吸**を行うことである。鼻腔（びくう）を通しての吸気は、鼻腔内の神経末端を刺激して神経系を落ち着かせる効果をもつ[15]。
- 深呼吸は、横隔膜（おうかくまく）や肺の規則的な動きにより腹部内の迷走神経（めいそう）を静かに刺激し、副交感神経機能を促進させる。深呼吸によるゆっくりとした大きな横隔膜の動きによる刺激は、呼吸中枢を経て視床下部に伝わり、リラックス状態が起こる[15]。

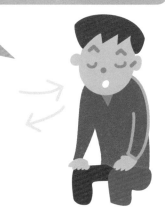

気持ちを落ち着かせる腹式呼吸

❶頭のなかで「1、2、3」と数えながら鼻から息を吸う
❷「1、2、3」と数えながら息を止める
❸「1、2、3」と数えながら口から息を吐く
❹「1、2、3」と数えながら息を止める

漸進的筋弛緩法

- 漸進的筋弛緩法（ぜんしんてききんしかんほう）（PMR*）は、不安の強い患者の治療において、**深いリラックス状態をつくる**ことを目的に、**全身の筋肉を弛緩する方法**の1つである。
- 人は恐怖感や不安によって緊張したときに筋肉も緊張し、それによってますます不安などが強まる。そのた

め、筋肉を弛緩させることが、ストレスの改善・予防につながる。
- 随意筋を弛緩させることによって、大脳皮質を安静化し、過度の興奮を鎮める技法として、**下図の2つの方法**がある[16]。

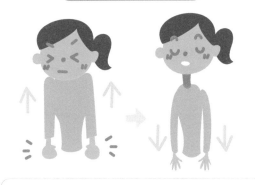

肩の力を抜く

❶両肩を持ち上げて力を入れる
❷10秒数えたら肩の力をストンと抜いて、肩から背中にかけての筋肉がゆるんでいく感じを味わう

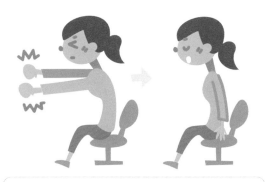

腕の力を抜く

❶両腕を肩の高さで前に伸ばし、にぎりこぶしをつくる
❷こぶしを固く握り10秒数えたら、手の先から肩までの力を抜く

レクリエーション

レクリエーションの目的と効果

- レクリエーション療法とは、レクリエーション活動の楽しみを利用し、治療的な効果を期待して計画的に行われるものである[17]。
- レクリエーションの目的は、❶現実感の獲得、❷社会性の獲得、❸対人関係の改善、❹意欲の向上、❺気分転換、❻生活のゆとり、❼体力の維持・増強である。

- レクリエーションは気晴らしだけでなく、**意欲の向上や対人関係の活性化、生活の質**を高める。急性期症状をもつ患者の場合、回復レベルに合わせて個人または小集団のレクリエーション種目を実施することは、身体感覚・現実感覚を取り戻すことに有効である[18]。

レクリエーションの内容と計画・実施のポイント

- レクリエーションの内容は、患者のもつ力をアセスメントしたうえで**患者自身が楽しめること**が大事である。
- 映画や音楽鑑賞などの静かに個人で楽しむもの、合唱やゲームなど運動量は少なく集団で楽しむもの、ストレッチ体操、散歩など個人のペースでできる活動、卓球や風船バレーなど体を動かしながら集団で楽しめるものや、季節感のある行事を取り入れるなど目的にそった内容を検討する(**表20**、P.120**図5**)。
- 患者といっしょに内容を考え企画することは、レクリエーションへの動機づけ、患者のもつ力を伸ばすことにつながる。

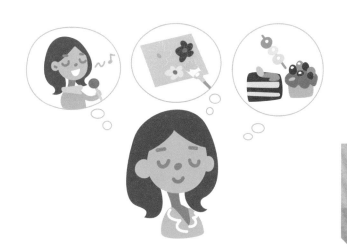

表20 レクリエーション活動における観察ポイント

観察項目	●参加人数、会話、集中力、行動、他者との距離のとりかたと協力状況 ●自己表現の仕方、ルールを理解する力、行動を決定する力
安全への配慮	●はさみなどの危険物を使用するときは、実習指導者に相談する ●症状悪化のリスクがあるときは、参加可能かを主治医に相談する
留意点	●自立性、主体性を尊重する ●レクリエーションへ抵抗感を抱く対象者もいるため、対象者の思いを理解し抵抗感を軽減できる配慮をする
事前準備	●実習指導者、病棟スタッフ、他職種である作業療法士との連携と情報共有は大事である

河野あゆみ，松田光信：精神科リハビリテーションとしてのレクリエーション療法の再生と評価に関する研究．日本精神保健看護学会誌 2008；17：24-33．より抜粋し改変

大事なことは
企画する側もいっしょに
楽しむこと！

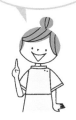

図 5　レクリエーション実習の企画書（例）

レクリエーション企画書

実施者（役割分担）：

1. 実施の目的

2. 実施内容

3. 得られる効果

> ●参加対象者の能力をアセスメントする（ストレングス・健康的な力、運動能力、認知能力、対人関係能力、参加対象者の興味・関心、年齢など）
> ●アセスメントした内容から、対象者にとってのレクリエーションの目的、内容、得られる効果を考える

日時：○月△日　□曜日　（・準備時間　・開始時間～終了時間　・片づけに要する時間）
場所：（病棟内のどこで実施予定か）
参加対象者、参加人数：

> ●対象者の自立度の把握：車椅子使用の人、見守りが必要な人、声かけのみでよい人などを把握することで、援助者の人数も予測できる

役割分担：（進行役、タイムキーパー、補佐役など）
事前準備：

> ●対象者のレクリエーションに対する動機づけを高める工夫（レクリエーションの宣伝・お知らせ、事前準備からいっしょに対象者と行うなど）
> ●他職種との連携と情報共有（特に、作業療法士）
> ●事前に、病棟スタッフに協力いただきたい内容を伝えること

準備物品：

> ●実習での持参物、病棟で借りる物、参加対象者に持参してもらう物など詳細に記載すること
> ●実施前後で使用物品の種類と数を確認する
> ●レクリエーションで使用する物品が実習病棟で使用可能なものかどうかを必ず実習指導者に相談することでリスクの回避、または使用可能な物品の選択肢が広がる
> ➡危険物や危険のリスクが高いものは使用しない

タイムスケジュール

準備時間 （○分間） 開始時間 ・ ・ ・ 片づけ （○分間）	行動内容	会場セッティング	備考
	●準備、実施中、片づけでの行動を記載する ●進行役、補佐役、盛り上げ役などの各役割の動き（誰が何をするか、立ち位置も含めて考えておく） ●どのタイミングで、何の物品を使用するか ●会場セッティングも図に示すと共通認識しやすい（右図参照）	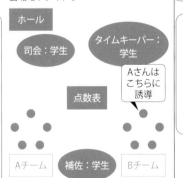	●実習指導者、病棟スタッフ、作業療法士から協力を得たい内容などを記載 ●事前に配慮を要する情報（転倒や刺激に伴う症状悪化しやすい対象者の情報など）をもらい、対応策について学生間で話し合う

実施後の評価

> ●レクリエーション全体の評価と、受け持ち患者に対する個人評価を行う
> ●評価内容：企画した目的と効果について、レクリエーション全体の流れ（看護師側）
> 　　　　　　参加者の表出されたストレングスや健康な面、表情や言動、協調性など（患者側）
> ●学生間で評価した後、実習指導者や他職種の協力を得た場合は、情報を共有すること

社会復帰のための支援

退院支援の意義

- 退院支援は、主に**長期入院患者の地域移行**を目的としている。
- わが国は、諸外国に比べ精神病床における平均在院日数が非常に高い水準にあり、社会的入院の温床となっている。
- 長期入院患者の地域移行を積極的に進めることを求められているが、**長期入院患者の高齢化が進み**、退院が困難になっており、2025年問題や地域包括ケアを視野に入れ、早期退院の受け皿となる在宅医療・介護を充実し、患者を地域で支えることが望まれている。

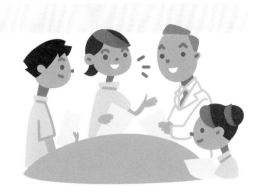

患者を地域で支えるための退院支援

- 患者の地域生活を支えるためには、入院による日常生活などの中断を最小限にするため、入院期間をできる限り短くすることが重要である。
- 退院支援は、退院後の生活をイメージし、**入院早期から開始する**ことが大切である。また、退院支援は、退院時に行う指導（支援）※とは異なり、多職種協働のもとで支援体制を整え、退院後も継続的な支援の必要性がある患者に対して行う包括的な取り組みである。

※**退院時に行う指導（支援）**：退院支援のプロセスのなかで行われるケア計画の1つ。

退院支援の流れ

- 入院から退院までの退院支援の全体的な流れは**図6**のとおりである。

図6　退院支援フローシート

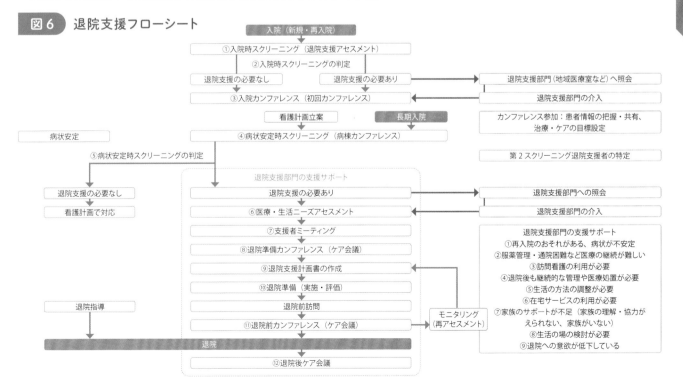

末安民生 編：精神科退院支援ビギナーズノート 全訂新版．中山書店，東京，2015：24．より引用

PART 5

おさえておきたい！ 精神疾患患者のケア

121

退院支援実施のポイント

❶入院時スクリーニング（退院支援アセスメント）	● 入院時スクリーニングの対象者と実施時期 ▶ 退院支援を効率よく、効果的に行うためには、まず退院支援が必要な患者かどうかを入院早期に把握する ▶ 入院時スクリーニング（選定）はそのための方法 ● 実施者：病棟看護師が行うケースが多いが、外来看護師、退院支援部門の担当者も行う ● 入院時の情報収集のポイント ▶ 入院前の生活状況や利用している制度・サービスなど ▶ 本人から情報が得られない場合：家族や入院前にかかわりのあった地域の支援者などからも情報収集
❷入院時カンファレンス（初回カンファレンス）	● 入院時カンファレンスは、患者情報や治療・ケア目標をスタッフ間で共有するために病棟で開催。特に服薬の必要性、通院の必要性、ストレスやクライシスに対する対処行動は、情報を共有する必要がある ● 共有された情報をもとに看護師は看護計画を立案・修正 ● 開催時期：入院から1週間前後の開催が望ましい ● 参加者：主治医、受け持ち看護師、精神保健福祉士、作業療法士、退院調整看護師（可能であれば入院前の患者の生活を知っている訪問看護師や地域の保健師など、地域の支援者なども参加） ● 退院目標と次回の評価日の設定：入院時カンファレンスでは、当面の治療やケアを具体化
❸医療・生活ニーズアセスメント	● 情報を収集する ▶ 患者や家族の意向、入院前・入院後の生活状況、医療面や生活面など ● 退院後の生活の視点でアセスメントする ▶ 病状評価だけでなく、精神面、身体面、生活面なども評価する ▶「どのようにできているのか、いないのか」「患者がどう感じているのか」 ● 患者の意向を中心にして退院後の生活をイメージする ▶ 精神障害の程度や回復の段階によって自分の思いを表現できない患者もいる ▶ 長期入院患者は長い入院生活により、自分の力だけでは退院後の生活をイメージできないこともある（患者が思いを表す・考えるきっかけづくりとして、看護師の提案やいっしょに体験するなどの支援が必要）
❹退院準備カンファレンス（ケア会議）	● 退院に向けて支援を具体的に進めていくためにカンファレンスを開催し、退院の準備をする（この段階では、医療機関のスタッフだけではなく、地域の支援者にも参加を依頼する） ● 参加者 ▶ 医療機関：医師、担当看護師、精神保健福祉士、作業療法士、退院調整看護師 ▶ 地域の支援者：相談支援専門員、介護支援専門員、地域の保健師、訪問看護などの退院後にかかわる予定のサービス提供者（地域の支援者へ患者の情報提供をしながら、退院に向けての必要な準備や課題を明確にするうえで役割分担を行い、支援体制を整える）

再発を繰り返すうちに生活能力や住居、生活費、家族関係の弱体化が起こり、病院が生活の場と化してしまうケースが多いです。大事なことは患者さんと共有し、退院に向けて多職種で役割分担を明確にすることが必要となります。

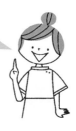

家族支援

支援の対象としての家族

- 精神疾患をもつ患者を支える家族は、精神疾患の発症・入院という状況への動揺、自分が悪かったのではないかという自責の念、面倒を見たくないと患者を突き放したい感情など、さまざまな思いがある。

- 多くの家族は相談する場所を知らず支援を必要としている。そのような**困難や苦悩を抱える家族**に対して**家族自身が自分らしく生活できる**ように支援を考えていく。

患者の援助者としての家族 ▶ **支援の対象者**としての家族

家族支援のアセスメント

- 家族には家族の発達課題がある。
- 家族支援は、**家族成員の発達段階**や**家族関係**が大きく影響するため、家族のアセスメントでは、**表21**に示したポイントが重要である。家族関係が患者の助けになることも、病状悪化の原因になることもある。

表21 アセスメントのポイント

- 家族構成
- 家族の発達課題
- 地域と近隣との関係
- 家族の対処方法
- 家族の役割や関係性
- 家族のソーシャルサポートネットワーク
- 家族の希望
- 家族のセルフケア力

システムとしての家族

- 患者個人をみるのではなく、家族全体をシステムとしてとらえ、家族それぞれがどのように影響し合っているのかを把握する。また、家族システムは変化し、成長していくものと考える。
- 家族の課題は原因を特定することは難しく、直接的因果関係よりも**円環的因果関係**で考えていくと理解しやすくなる(**図7**)。

図7 直接的因果関係と円環的因果関係

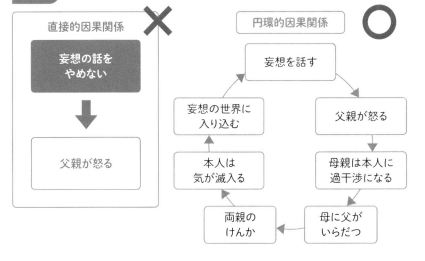

家族をサポートする

- 多くの家族は疲弊や絶望により希望をなくしていることが多い。ときに医療者に対する不信感をもっている家族もいるが、看護師は家族を支援していくことを伝えて傾聴し、対応方法をいっしょに考えていく（**表22**）。
- 専門家のサポートだけでなく、**家族会**などの**ピアサポート**によって孤立感を軽減し苦悩を分かち合っていく方法もある。

表22 家族支援のポイント

- 家族全体に目を向ける　　● 家族の苦悩を傾聴する
- 正確な情報提供を、タイミングを考えて、繰り返し伝える
- 具体的な対応方法をともに考える
- 母親だけでなく、父親や同胞の支援も視野に入れる
- 家族自身の心身の健康や生活に配慮する

家族心理教育

- 家族心理教育では、家族の負担軽減と家族が対処方法を身につけて自分らしい生活を取り戻していくことをめざす（**表23**）。
- アプローチ方法として、医師や看護師などの専門家との個別面談形式、複数の家族が集まる教室形式がある。

表23 心理教育の主な内容

- 病気の原因・症状・経過
- 病気の症状による生活への支障とその対処方法
- 薬物療法の作用や副作用
- 受けられる障害福祉サービスなど（社会資源）

〈略語〉
＊【CVPPP】Comprehensive Violence Prevention and Protection Program
＊【SDM】Shared Decision Making
＊【TIC】Trauma-Informed Care
＊【PMR】Progressive Muscle Relaxation

〈引用文献〉
1. 佐藤泰正，加藤元繁 編著，片山典子 共著：医療心理学 医療・保健を学ぶ人のための心理学．おうふう，東京，2013：208.
2. 川野雅資 編著：精神看護臨地実習．医学書院，東京，2005：4.
3. 同上：5.
4. 外口玉子 他 著：精神保健看護の基本概念 第2版．医学書院，東京，2001：18-43.
5. Doona M.E. 原著，長谷川浩 訳：対人関係に学ぶ看護 トラベルビー看護論の展開．医学書院，東京，1984：197.
6. 外口玉子 他 著：精神保健看護の基本概念 第2版．医学書院，東京，2001：58-71.
7. 川野雅資 編著：精神看護臨地実習．医学書院，東京，2005：9-13.
8. Bertolote J.M., Fleischmann A.：Suicide and psychiatric diagnosis：a worldwide perspective. World Psychiatry 2002；1(3)：181-185.
9. 日本こころの安全とケア学会 監修，下里誠二 編著：最新CVPPPトレーニングマニュアル 医療職による包括的暴力防止プログラムの理論と実践．中央法規出版，東京，2019：34.
10. 石井一彦：精神科病院における医療事故(第2報)．日本精神科病院協会雑誌 2007；26(5)：436-442.
11. Hamann J., et al.：Shared decision making and long-term outcome in schizophrenia treatment. J Clin Psychiatry 2007；68(7)：992-997.
12. 同上14(4)：265-273.
13. 米国保健福祉省薬物乱用精神保健管理局 著，大阪教育大学学校危機メンタルサポートセンター，兵庫県こころのケアセンター 訳：SAMHSAのトラウマ概念とトラウマインフォームドアプローチのための手引き．https://www.j-hits.org/_files/00127462/5samhsa.pdf
14. Mueser K.T., et al.：Trauma and posttraumatic stress disorder in severe mental illnes. J Consult Clin Psychol 1998；66(3)：493-499.
15. 五十嵐透子：リラクセーション法の理論と実際 ヘルスケア・ワーカーのための行動療法入門．医歯薬出版，東京，2001：29.
16. 同上：55-57.
17. 萱間真美 編：精神看護 第2版．照林社，東京，2015：109.
18. 坂田三允 総編集，山根寛 責任編集：精神看護と関連技法．中山書店，東京，2005：103-107.

〈参考文献〉
1. 川野雅資 編著：精神看護臨地実習．医学書院，東京，2005：71-88.
2. 佐藤泰正，加藤元繁 編著，片山典子 共著：医療心理学 医療・保健を学ぶ人のための心理学．おうふう，東京，2013：208.
3. 日本精神科救急学会 監修，杉山直也，藤田潔 編：精神科救急医療ガイドライン2022年版．日本精神科救急学会，東京，2022：171-172，187-189.
https://www.jaep.jp/gl/gl2022_all.pdf(2023/7/25アクセス)
4. 日本こころの安全とケア学会 監修，下里誠二 編著：最新CVPPPトレーニングマニュアル 医療職による包括的暴力防止プログラムの理論と実践．中央法規出版，東京，2019：2-12.
5. 武井麻子 著者代表：精神看護の展開 第5版．医学書院，東京，2017：169-171.
6. 川野雅資 編：精神看護学II 精神臨床看護学 第6版．ヌーヴェルヒロカワ，東京，2015：83-87，190-193，225-231，366-369.
7. 川野雅資 編：精神科II（新看護観察のキーポイントシリーズ）．中央法規出版，東京，2011.
8. 萱間真美 編：精神看護 第2版．照林社，東京，2015：176-177.
9. 橋本光子：精神科医療のインフォームド・コンセントにおける看護者の役割 うつ病患者に対して入院から退院までに実施した看護実践の分析から．日本精神保健看護学会誌 2003；12(1)：94-104.
10. 吉松和哉，小泉典章，川野雅資 編：精神看護学I 精神保健学 第6版．ヌーヴェルヒロカワ，東京，2015：248-253.
11. 五十嵐透子：リラクセーション法の理論と実際 ヘルスケア・ワーカーのための行動療法入門．医歯薬出版，東京，2001.
12. HP.こころの情報サイト．国立精神・神経医療研究センター https://kokoro.ncnp.go.jp/(2023/7/25アクセス)
13. 中央労働災害防止協会 編：ストレスと上手につきあう 第2版（すぐに実践シリーズ）．中央労働災害防止協会，東京，2009.
14. 末安民生 編：精神科 退院支援ビギナーズノート 全訂新版．中山書店，東京，2015：22-36.
15. 野嶋佐由美 監修，中野綾美 編：家族エンパワーメントをもたらす看護実践．へるす出版，東京，2005.
16. 日本精神科看護協会 監修：精神科ナースのアセスメント＆プランニングbooks．中央法規出版，東京，2017.

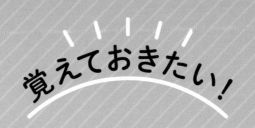

覚えておきたい！

精神看護に関係する
法制度、社会資源

執筆＝**片山典子、一柳理絵、前川早苗**

精神看護に関係する法制度、社会資源などを
覚えておきましょう！

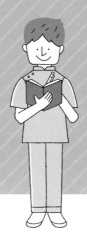

Contents

精神保健福祉制度による入院、行動制限

精神保健福祉法の定義・目的

- 精神障害者は、「統合失調症、精神作用物質による急性中毒またはその依存症、知的障害その他の精神疾患を有する者」と定義されている。
- 精神保健福祉法の目的は、**精神障害者の福祉の増進と国民の精神保健の向上**である。
- 精神障害者の医療および保護を行い、障害者総合支援法とともに、社会復帰の促進・自立と社会経済活動への参加の促進のために必要な援助を行うと規定している。
- 精神障害者のなかには、病識が欠如していたり、医療を受ける必要が認識できない人もいる。このような患者には、**本人の意思に反する入院や行動制限**などの強制医療が必要になることがある。

Check

精神保健福祉法の主な目的として、以下の3点をおさえておこう

1 精神障害者の権利擁護と医療および保護の実施

2 精神障害者の社会復帰・自立・社会経済活動への参加の促進

3 精神疾患の発生予防および精神的健康の保持・増進

入院の種類

- 精神保健福祉法に基づく入院形態は、**任意入院・医療保護入院・応急入院・措置入院・緊急措置入院**の5種類がある（**表1**）。

表1 精神保健福祉法による入院形態

種類	自発／非自発	緊急性	入院の要件	判定者	同意	権限	入院先	入院の制限
任意入院	自発	なし	なし	医師	本人	精神科病院管理者	精神科病院	なし
医療保護入院	非自発	なし	医療および保護の必要性	指定医	家族等[※1]	精神科病院管理者	精神科病院	なし
				特定医師		精神科病院（特定病院）管理者	特定病院[※2]	12時間
応急入院	非自発	急速を要する	医療および保護の必要性	指定医	家族等[※1]の同意が得られない	応急入院指定病院の管理者	応急入院指定病院	72時間
				特定医師		精神科病院（特定病院）管理者	特定病院[※2]	12時間
措置入院	非自発	なし	自傷他害のおそれ	指定医（2名以上）	なし	都道府県知事	国等の設置した精神科病院または指定病院	なし
緊急措置入院	非自発	急速を要する	自傷他害のおそれがいちじるしい	指定医	なし	都道府県知事	国等の設置した精神科病院または指定病院	72時間

※1 家族等とは、①後見人または保佐人、②配偶者、③親権者、④民法に規定された扶養義務者および家庭裁判所で選任された3親等以内の親族をいう。
※2 特定病院とは、応急入院指定病院もしくは指定を受けることを計画している施設で、一定の要件を満たす医療機関のことをいう。

吉松和哉, 小泉典章, 川野雅資 編：精神看護学Ⅰ 精神保健学 第6版. ヌーヴェルヒロカワ, 東京, 2015：231. を参考に作成

任意入院

- 患者本人の**同意**に基づいて行われる入院である。
- 任意入院は、退院請求、処遇改善請求ができ、信書の発受（手紙を出したり、受け取ること）を制限されない。原則としては開放的な処遇とするなどの権利があることを書面で知らせ、患者からは自らの意思による入院であることを同意した旨を記載した書面を受けとらなければならない。
- 任意入院中の患者から退院の申し出がある場合には、原則として退院させなければならない。しかし精神保健指定医（以下、指定医）が必要と診断した場合には、**72時間に限り退院を制限することができる**。

医療保護入院

- 医療保護入院は、指定医の診察の結果、医療および保護のために入院の必要があるが、本人に病識がなく**本人が適切な判断をすることができない**ときに、「**家族等**」※の同意を得て行う入院形態である（特定医師の場合は12時間以内の退院制限がある）。
- 令和6年（2024年）4月より、「家族等がいない場合」またはその「家族等の全員がその意思を表示することができない場合」は、市町村長が同意を行うとされた。

※**家族等**：配偶者、親権者、扶養義務者（直系血族、兄弟姉妹および家庭裁判所に選任された三親等以内の親族）、後見人または保佐人を指す。

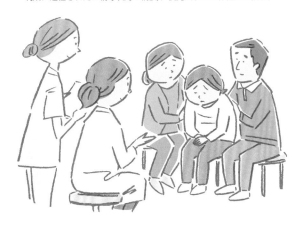

精神保健指定医・特定医師の役割

- 精神科医療には、一般の医師には許されていない非自発的入院や行動制限など人権の制限が必要な業務を行う**精神保健指定医**の制度がある。
- **特定医師**は、指定医が不在でやむを得ない**緊急の場合**

応急入院

- 応急入院は、**緊急を要するが家族等の同意を得ることが不可能な場合の入院形態**である。指定医が必要と診断した場合に適用される。ただし、**72時間以内**という退院制限がある。緊急性はあるが自傷他害のおそれがない場合の入院形態といえる。

措置入院

- 措置入院は、**自傷他害のおそれがあると2人以上の指定医の診察の結果が一致した場合**に、**都道府県知事**によって行われる入院である。
- 措置入院には家族等の同意は不要であり、入院先は国などが設置した精神科病院または指定病院でなければならない。措置入院であること、退院請求の権利があることなどを書面告知することも義務づけられている。

緊急措置入院

- 緊急措置入院は、**自傷他害のおそれがあり、措置入院が必要な状態で急速を要する**場合に、**1人の指定医**の判定の結果、**都道府県知事**によって行われる入院である。
- 措置入院に移行するには**72時間以内**に改めて**2人以上の指定医**による診察が必要である。

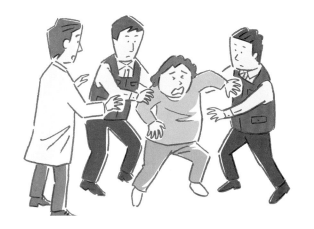

に指定医に代わって12時間以内の医療保護入院・応急入院・任意入院者の退院制限の要否を判断することができる。

入院患者の処遇

● 行動制限を行う場合は、「医療または保護に欠くことのできない限度」という**必要最小限の範囲**でなければならない。また、医療者には**観察義務**などが課されている。

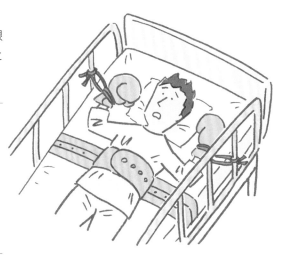

〈入院患者の処遇の基本理念〉

● 患者の**個人としての尊厳を尊重**し、その**人権に配慮**しつつ、適切な精神医療の確保および社会復帰の促進に資するものでなければならない。

● 患者の自由の制限が必要とされる場合、その旨を**患者にできる限り説明**して制限を行うよう努め、その**制限は患者の症状に応じて最も制限の少ない方法**により行わなければならない。

入院中の行動制限

● 信書の発受の制限、行政機関の職員との面会および電話の制限、代理人である弁護士との面会および電話の制限などは**行うことができない**。

● **隔離、身体的拘束、通信・面会、任意入院患者の開放処遇の制限**については、詳細な基準が厚生労働省より示されている（**表2**）。

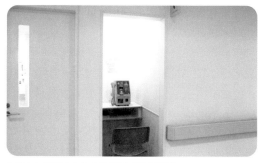

病棟内に設置された公衆電話（筆者撮影）

表2 入院患者の処遇の基準

	基本	方法
通信・面会	❶家族・地域社会との接触を保ち、医療上でも患者の人権の観点からも重要であり、**原則として自由に行われる**ことが必要。 ❷患者・保護者に、基本的に自由であることを伝えておく。 ❸制限を行う場合は、医療又は保護の上で合理的理由がある場合に限られ、慎重な判断が必要（備考：**『信書の自由』は原則無条件、絶対的**）	「信書」 ● 治療効果を妨げることが考えられる場合は、あらかじめ家族等と十分に連絡を保ち、主治医により調整を行う。 ● 刃物や薬物等の異物の同封が予測される場合、患者により開封させ、異物を取り出し診療録に当該措置を採った旨を記載する（当措置を行った医師名を記載する）。 「電話」 ● 医療又は保護の上で合理的理由があり制限を行った場合、その理由を診療録に記載し、後に制限した旨とその理由を患者と保護者に知らせる。 ● 電話機は、患者が自由に利用できる場所に設置し、閉鎖病棟内にも公衆電話等を設ける。また、都道府県精神保健福祉局、人権擁護局等の電話番号を掲げておく。 「面会」 ● 医療又は保護の上で合理的理由があり制限を行った場合は、診療録に記載し後に制限した旨とその理由を患者と保護者に知らせる。 ● 患者の病状に応じて入院後早期に面会の機会をもつ。入院後一律に面会を禁止すべきではない。 ● 患者が立ち会いなく面会できるようにする。患者や面会者の希望がある場合や保護のため必要がある場合は立ち会う。

	基本	方法
隔離	❶患者の症状が、本人又は周囲の者に危険が及ぶ可能性が著しく高く隔離以外の方法ではその危険を回避する事が困難と判断される場合に、その危険を減らし、患者本人の医療と保護を図ることを目的として行われる。 ❷制裁や懲罰あるいは見せしめのために行ってはいけない。 ❸隔離の要否は必ず医師の指示にて行う（12時間を超える場合は、精神保健指定医の判断が必要）。 ❹本人の意思による場合は、これに当たらないが、本人の意思による旨の書面が必要。（努力規定：患者に隔離を行う理由を文書で知らせるよう努める）	「隔離となる対象」 ア　人間関係を損なうおそれがある等、言動が病状の経過や予後に悪く影響する場合。 イ　自殺企図や自傷行為が切迫している場合。 ウ　他の患者に対する暴力や迷惑行為、器物破損行為があり防ぎ切れない場合。 エ　急性精神運動興奮等のため、不穏、多動、爆発性が目立ち一般病室では防ぎきれない場合。 オ　身体的合併症を有する患者について検査や処置が必要な場合。 「遵守事項」 ・隔離の部屋に更に患者を入れない。 ・隔離を行う理由を説明するとともに、隔離を行う理由と開始日時及び解除日時と指定医の署名を診療録に記載。 ・隔離中、定期的に会話等による観察と適切な医療と保護を確保。 ・洗面、入浴掃除等患者及び部屋の衛生の確保に配慮する。 ・原則として、医師は少なくとも毎日1回診察を行う。
身体的拘束	❶制限の程度が強く、二次的な身体的障害を生じる可能性もあり、代替方法が見出されるまでの間やむを得ない行動制限で、できる限り早期に他の方法へ切り替える。 ❷患者の生命を保護すること、重大な身体損傷を防ぐための行動制限であり、制裁や懲罰あるいは見せしめのために行われてはならない。 ❸身体的拘束の目的のために特別に配慮して作られた衣類や綿入れ帯を使用するものとし、手錠等の刑具類や他の目的のために使用される紐、縄その他の物は使用してはならない。（努力規定：患者に身体的拘束を行う理由を文書で知らせるように努める）	「身体的拘束となる対象」 ア　自殺企図又は自傷行為が著しく切迫している場合。 イ　多動又は不穏が顕著である場合。 ウ　ア・イのほか精神障害のために、放置すれば患者の生命にまで危険が及ぶおそれがある場合。 「遵守事項」 ・身体的拘束を行う理由を知らせると同時に行う理由と開始日時及び解除日時と指定医の署名を診療録に記載。 ・拘束中、常時の臨床的観察と適切な医療と保護を確保しなければならない。 ・医師は頻回に診察を行う。

（精神保健福祉法　第37条第1項の規定に基づく「処遇の基準」より抜粋）

吉松和哉, 小泉典章, 川野雅資 編：精神看護学Ⅰ 精神保健学 第6版. ヌーヴェルヒロカワ, 東京, 2015：218. より引用

覚えておきたい！ 精神看護に関係する法制度、社会資源

PART 6

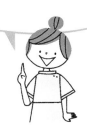

精神保健福祉法には、
入院中の患者さんの処遇が規定されています。
この法律に基づいて行動制限を行うことができますが、
あくまでも医療または保護に欠くことのできない
必要最小限の範囲でなければなりません。
入院患者さんの処遇の基本的な考えかたは、
個人の尊厳と人権への配慮です。

障害者総合支援法

障害者総合支援法の変遷

平成17年（2005年）：障害者自立支援法の制定
身体障害・知的障害・精神障害に分かれていた障害者施策を一元化した

↓

平成24年（2012年）：**障害者総合支援法**の制定
目的：❶基本的人権を享有する個人としての尊厳にふさわしい生活を営むことができること
❷社会参加の機会の確保、地域社会における共生の実現
❸障害福祉サービスにかかわる給付、地域生活支援事業による総合的な支援を行うこと

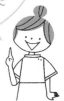

障害者自立支援法によって
精神障害がある人も身体障害・
知的障害がある人と同じように
障害福祉サービスを
受けられるようになりました

障害者総合支援法のサービス

- 障害者総合支援法によるサービスは、**自立支援給付**と**地域生活支援事業**とに分けられる（**図1**）。
- **自立支援給付**（P.132**表3**）：個別に給付が決定される個人へのサービスである。
- **地域生活支援事業**（P.132**表3**）：**市町村**などが整備し、必要に応じて障害がある本人・家族・集団に対して柔軟に提供する。
- 精神障害のある人がよく使うサービスには、**図2**のとおり**就労移行支援**、**就労定着支援**、**就労継続支援**、**精神科デイケア**、地域移行支援、地域定着支援があり、地域生活への移行に向けた支援が行われている（**図3**）。

図1 障害者総合支援法のサービス体系

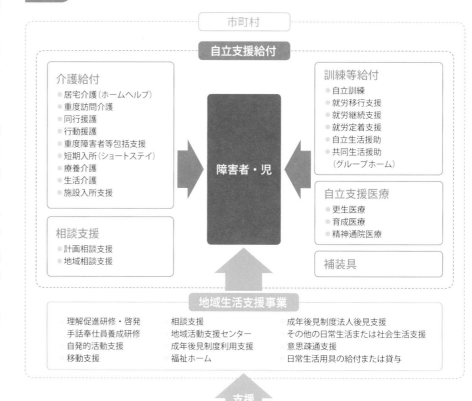

市町村

自立支援給付

介護給付
- 居宅介護（ホームヘルプ）
- 重度訪問介護
- 同行援護
- 行動援護
- 重度障害者等包括支援
- 短期入所（ショートステイ）
- 療養介護
- 生活介護
- 施設入所支援

相談支援
- 計画相談支援
- 地域相談支援

障害者・児

訓練等給付
- 自立訓練
- 就労移行支援
- 就労継続支援
- 就労定着支援
- 自立生活援助
- 共同生活援助
（グループホーム）

自立支援医療
- 更生医療
- 育成医療
- 精神通院医療

補装具

地域生活支援事業

理解促進研修・啓発
手話奉仕員養成研修
自発的活動支援
移動支援

相談支援
地域活動支援センター
成年後見制度利用支援
福祉ホーム

成年後見制度法人後見支援
その他の日常生活または社会生活支援
意思疎通支援
日常生活用具の給付または貸与

支援

地域生活支援事業

専門性の高い相談支援
広域的な支援

専門性の高い意思疎通支援を行う者の養成・派遣
意思疎通支援を行う者の派遣に係る連絡調整　等

都道府県

全国社会福祉協議会：障害福祉サービスの利用について
（2021年4月版）、より一部改変して引用　https://www.
shakyo.or.jp/download/shougai_pamph/date.pdf
（2023/9/12アクセス）

図2 精神障害のある人がよく使うサービス

就労移行支援

目的：一般企業に就職することをめざす
利用対象：就労を希望する**65歳未満の**障害者で通常の事業所に雇用されることが可能と見込まれる者
利用期間：2年

就労定着支援

目的：就労継続を図るための支援を行う
利用対象：一般就労へ移行した障害者で、就労に伴う環境変化により日常生活または社会生活上の課題が生じている者で、一般就労後6か月を経過した者
利用期間：3年

〈サービス内容〉
❶企業・障害福祉サービス事業者・医療機関との連携調整
❷日常生活や社会生活を営むうえでの問題に関する相談

就労継続支援

就労継続支援A型（雇用型）

目的：事業所と**雇用契約を結び**一般就労をめざす
利用対象：
❶就労移行支援を利用したが雇用に結びつかなかった者
❷一般企業を離職した者または就労経験のある者など
利用期間：制限なし

〈サービス内容〉
❶就労の機会の提供
❷生産活動の機会の提供
❸就労に必要な知識・能力向上のための訓練

〈職員配置〉
サービス管理責任者
職業指導員
生活支援員

就労継続支援B型（非雇用型）

目的：事業所と雇用契約を結ばず、社会において生産活動にかかわることをめざす
利用対象：
❶就労経験がある者で年齢や体力の面で一般企業に雇用されることが困難になった者
❷就労移行支援を利用した結果、本事業の利用が適当と判断された者
❸50歳に達している者など
利用期間：制限なし

精神科デイケア

目的：社会生活機能の回復
〈サービス内容〉
❶薬物療法の効果をみながら、❷社会生活技能訓練（SST）などを通して対処技能を高め、❸家族心理教育や社会制度の活用により周囲の環境を整え、脆弱性を補強し、社会参加を進めていくための包括的治療プログラム
〈職員配置〉
治療目的のため**精神科医師**1名、**看護師**1名は必須
それ以外に、作業療法士、精神保健福祉士、臨床心理士など

種類	実施時間
精神科ショートケア	1日につき3時間程度
精神科デイケア	1日につき6時間程度
精神科ナイトケア	16時以降に4時間以上実施
精神科デイナイトケア	1日につき10時間程度

図3 地域生活への移行に向けた支援の流れ

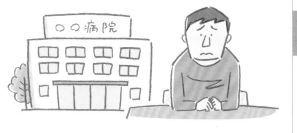

障害者支援施設、精神科病院など

退院・退所

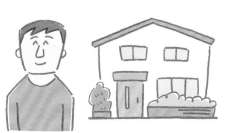

自宅、アパートなど

地域移行支援（6か月）

地域定着支援（1年）

覚えておきたい！ 精神看護に関係する法制度、社会資源

PART

6

表3　障害者総合支援法の各サービスの内容

介護給付			
訪問系	居宅介護（ホームヘルプ）	自宅で、入浴、排泄、食事の介護等を行う	
	重度訪問介護	重度の肢体不自由者又は重度の知的障害もしくは精神障害により、行動上著しい困難を有する人で常に介護を必要とする人に、自宅で、入浴、排泄、食事の介護、外出時における移動支援、入院時の支援などを総合的に行う	
	同行援護	視覚障害により、移動に著しい困難を有する人に、移動に必要な情報の提供、移動の援護等の外出支援を行う	
	行動援護	知的障害もしくは精神障害により、行動するときに生じる危険を回避するために必要な支援や外出支援を行う	
	重度障害者等包括支援	介護の必要性がとても高い人に、居宅介護等複数のサービスを包括的に行う	
日中活動系	短期入所（ショートステイ）	自宅で介護する人が病気の場合などに、短期間、夜間も含め施設で、入浴、排泄、食事の介護等を行う	
	療養介護	医療と常時介護を必要とする人に、医療機関で機能訓練、療養上の管理、看護、介護および日常生活の支援を行う	
	生活介護	常に介護を必要とする人に、昼間、入浴、排泄、食事の介護等を行うとともに、創作的活動または生産活動の機会を提供する	
施設系	施設入所支援	施設に入所する人に、夜間や休日に、入浴、排泄、食事の介護等を行う	

訓練等給付			
訓練・就労系	自立訓練（機能訓練・生活訓練）	自立した日常生活または社会生活ができるよう、一定期間、身体機能または生活能力の向上のために必要な訓練を行う	
	就労移行支援	一般就労を希望する人に、一定期間、就労に必要な知識および能力の向上のために必要な訓練を行う	
	就労継続支援（A型・B型）	一般就労が困難な人に、働く場を提供するとともに、知識および能力の向上のために必要な訓練を行う	
	就労定着支援	一般就労に移行した人に、就労に伴う生活面の課題に対応するための支援を行う	
居宅支援系	自立生活援助	一人暮らしに必要な理解力・生活力等を補うため、定期的な居宅訪問や随時の対応により日常生活における課題を把握し、必要な支援を行う	
	共同生活援助（グループホーム）	主に夜間、共同生活を行う住居で、相談や日常生活上の援助を行う。入浴、排泄、食事の介護等の必要性が認定されている人には、介護サービスも提供する	

相談支援			
計画相談支援	サービス利用支援	サービス等の申請に係る支給決定前に、サービス等利用計画案を作成し、支給決定後に、サービス事業者等との連絡調整等を行うとともにサービス等利用計画の作成を行う	
	継続サービス利用支援	支給決定されたサービス等の利用状況の検証（モニタリング）を行い、サービス事業者等との連絡調整を行う	
地域相談支援	地域移行支援	障害者支援施設、精神科病院、保護施設、矯正施設等を退所する障害者、児童福祉施設を利用する18歳以上の者等を対象として、地域移行支援計画の作成、相談による不安解消、外出への同行支援、住居確保、関係機関との調整等を行う	
	地域定着支援	居宅において単身で生活している障害者等を対象に常時の連絡体制を確保し、緊急時には必要な支援を行う	

自立支援医療	
精神通院医療	通院による精神医療を継続的に要する病状にある者に対し、その通院医療に係る自立支援医療費の支給を行う 外来通院・投薬・訪問看護・精神科デイケアなど

地域生活支援事業	
移動支援	円滑に外出できるよう、移動を支援する
地域活動支援センター	創作活動または生産活動の機会の提供、社会との交流の促進を行う施設
福祉ホーム	住居を必要とする人に、低額な料金で、居室などを提供するとともに、日常生活に必要な支援を行う

全国社会福祉協議会：障害福祉サービスの利用について（2021年4月版）．を参考に作成

障害者雇用促進法

障害者雇用促進法の変遷

目的：障害者の雇用義務等に基づく**雇用の促進**等、職業リハビリテーション等を通じて、**障害者の職業の安定を図ること。**

変遷：1960（昭和35）年 制定　「身体障害者雇用促進法」という名称で成立
1987（昭和62）年 改正　「障害者の雇用の促進等に関する法律（障害者雇用促進法）」へ名称変更
　　　　　　　　　　　　（全障害者が対象だが、精神障害者は実雇用率の対象外）
2005（平成17）年 改正　精神障害者は身体障害者もしくは知的障害者とみなして法定雇用率に反映
2013（平成25）年 改正　精神障害者の雇用義務化（精神障害者を法定雇用率の算定基礎に加える）
2018（平成30）年 施行　2013年改正の**精神障害者の雇用義務化**を施行
2019（令和元）年 改正　週20時間未満の障害者を雇用する事業主に対する特例給付金の新設

精神障害者の雇用は、2018年にようやく義務化されました

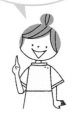

事業主に対する制度

● **障害者雇用率制度**：事業主は、従業員に占める障害者の割合を「**法定雇用率**」以上にする義務がある。

法定雇用率（2024年4月以降）
民間企業：**2.5%**
　　　　　　　　従業員を40.0人以上雇用している事業主は、
　　　　　　　　障害者を1人以上雇用しなければならない
国、地方自治体：2.8%　　都道府県等の教育委員会：2.7%

● **障害者雇用納付金制度**：障害者雇用に伴う事業主の経済的負担の調整を図り、障害者雇用の水準を高める。
　▸ 雇用率未達成の事業主が納付金を支払う
　▸ 雇用率達成の事業主が義務を超える障害者を雇用した場合に支給される
　▸ 障害者を雇入れるための施設の設置などに助成金を支払う

※2026年（令和8年）7月に民間企業：2.7%、国、地方自治体：3.0%、都道府県等の教育委員会：2.9%に引き上げられる。

障害者の就業を促進する制度

● **職業リハビリテーション**：障害者1人1人の特性に配慮した職業指導、職業紹介などの職業リハビリテーションが実施されている（**表4**）。

● **職場適応援助者（ジョブコーチ）支援事業**（P.134**表5**）：障害者が職場に適応できるよう、**ジョブコーチが職場**を訪問し支援する。支援の流れはP.134**図4・5**のとおりである。

表4　職業リハビリテーションの実施体制の概要

相談支援機関	概要・目的
公共職業安定所（ハローワーク）	就職を希望する障害者の求職登録を行い、専門職員や職業相談員が障害の種類・程度に応じた職業相談や紹介、職場への定着指導、求人開拓などを行う
障害者職業センター	**障害者に対して**：公共職業安定所などの地域の就労支援機関と連携し、障害者の職業能力の評価、職業指導、職業準備訓練および職場適応援助など、**就職前から就職後の職場適応まで一貫した職業リハビリテーションを行う** **事業主に対して**：障害者の**雇入れの段階から定着に至るまで一貫した支援を行う**
障害者就業・生活支援センター	障害者の身近な地域において、雇用、保健福祉、教育などの関係機関の連携拠点として、就業面と生活面の一体的な相談・支援を行い、障害者の雇用の促進および安定を図る

厚生労働省：障害者の就労支援について．を参考に作成
https://www.mhlw.go.jp/content/12601000/000797543.pdf（2024/2/26アクセス）

PART
6

表5 職場適応援助者（ジョブコーチ）支援事業

	配置型ジョブコーチ	訪問型ジョブコーチ	企業在籍型ジョブコーチ
支援内容	障害者に対して：職場の従業員とのかかわりかたや、効率の良い作業の進めかたなどのアドバイス 事業主に対して：本人が力を発揮しやすい作業の提案や、障害特性を踏まえた仕事の教えかたなどのアドバイス		
対象者	職場適応に特に課題を抱えており、ジョブコーチによる職場での支援が必要な障害者		
実施主体	地域障害者職業センターに所属するジョブコーチが事業所に出向いて支援する	就労支援を行っている社会福祉法人等に所属するジョブコーチが事業所に出向いて支援する	自社の従業員がジョブコーチ養成研修を受けて、自社で雇用する障害者の支援を行う
支援期間	支援期間：1〜8か月（標準2〜4か月） フォローアップ期間：最大1年間（精神障害者は最大2年間）		支援期間：最長6か月

厚生労働省：障害者の就労支援について. https://www.mhlw.go.jp/content/12601000/000797543.pdf（2024/2/26アクセス）を参考に作成

図4 ジョブコーチ「支援のしくみ」と「標準的な支援の流れ」

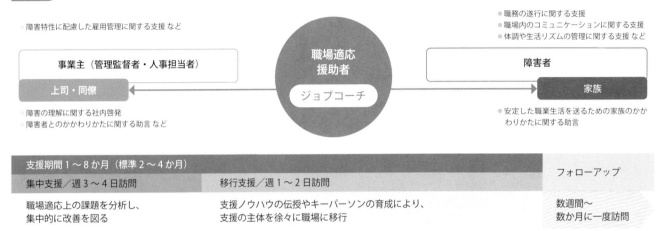

※「雇用前から」「雇用と同時に」「雇用後に」と、必要なタイミングで開始できる。
厚生労働省：「職場適応援助者（ジョブコーチ）支援」を活用しましょう. https://www.mhlw.go.jp/content/11600000/000556038.pdf（2024/2/26アクセス）より一部改変し引用

図5 就労移行支援事業と労働施策の連携

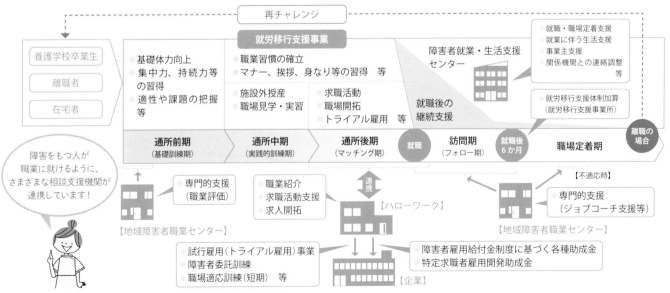

厚生労働省：就労移行支援事業と労働施策の連携. https://www.mhlw.go.jp/bunya/shougaihoken/shingikai01/pdf/5-2i.pdf.（2024/2/26アクセス）より引用

成年後見制度

- 平成12年（2000年）4月より判断能力の不十分な人の保護と支援を目的に**成年後見制度**が施行された。
- 知的障害・精神障害・認知症などの理由によって、判断能力が不十分な場合に、不動産や預貯金などの**財産管理**[※1]や**身上保護**[※2]などの法律行為を支援し、不利益な契約から本人を法的に保護する制度である（**図6**）。

  - ※1 **財産管理**：不動産や預貯金などの管理、遺産分割協議などの相続手続など
  - ※2 **身上保護**：介護・福祉サービスの利用契約や施設入所・入院の契約締結、履行状況の確認など

図6 成年後見制度

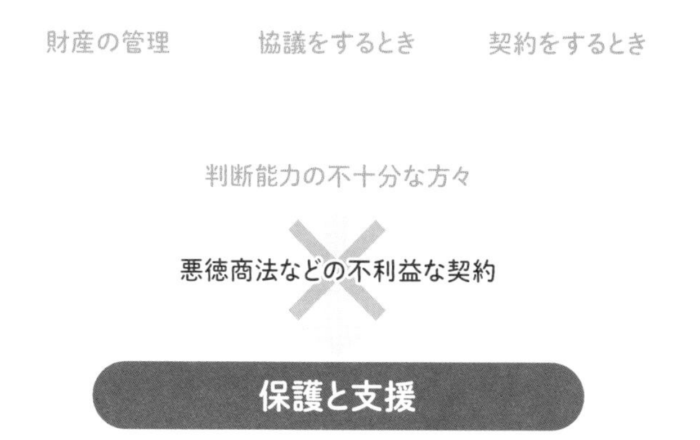

財産の管理　　　協議をするとき　　　契約をするとき

判断能力の不十分な方々

✕

悪徳商法などの不利益な契約

保護と支援

法務省：成年後見制度・成年後見登記制度. より引用
https://www.moj.go.jp/MINJI/minji95.html（2024/2/6アクセス）

成年後見制度の種類

- **任意後見制度**：本人が**十分な判断能力を有する**ときに、自らが選んだ人（任意後見人）に、代わりにしてもらいたい内容を契約（任意後見契約）で決めておく制度。
- **法定後見制度**：本人の**判断能力が不十分になった**ときに、家庭裁判所によって成年後見人等が選任される制度。
- **法定後見制度の種類**：障害や認知能力（判断能力）の程度に応じて、**後見**、**保佐**、**補助**の3つの種類があり、それぞれ本人の能力を最大限に生かしながら支援する（**表6**）。

表6 法定後見制度の種類

	後　見	保　佐	補　助
対象者	**常に判断能力がなく**、自分で物事を決定することが難しい人	**判断能力が著しく不十分**で、簡単な契約は可能であるが、財産の管理や処分の際には常に援助が必要な人	自分で契約は可能であるが、**判断能力が不十分**で支援を必要とする人
成年後見人等が同意または取り消すことができる行為	日常生活に関する行為以外のすべての法律行為[※1]	借金、相続の承認など、民法第13条第1項記載の行為のほか、申立てにより裁判所が定める行為[※1]	申し立てにより裁判所が定める行為[※1・2]
成年後見人等が代理できる行為	原則としてすべての法律行為[※3]	申し立てにより裁判所が定める行為[※3・4]	申し立てにより裁判所が定める行為[※3・4]
申し立てができる人	本人、配偶者、四親等内の親族、検察官、市町村長など[※4]		

※1：成年後見人等が取り消すことができる行為には、日常生活に関する行為（日用品の購入など）は含まれない。
※2：民法第13条第1項記載の行為（借金、相続の承認や放棄、訴訟行為、新築や増改築など）の一部に限る。
※3：本人の居住用不動産の処分については、家庭裁判所の許可が必要になる。
※4：補助開始の審判、補助人に同意権・代理権を与える審判、保佐人に代理権を与える審判をする場合には、本人の同意が必要になる。

厚生労働省：「法定後見制度とは（手続の流れ、費用）」. を参考に作成　https://guardianship.mhlw.go.jp/personal/type/legal_guardianship/（2024/2/26アクセス）

医療費の助成

自立支援医療制度

- 自立支援医療制度は、障害者総合支援法における**医療費の自己負担額を軽減する**公費負担医療制度である（P.130**図1**）。
- **自立支援医療費の支給対象**：精神通院医療（**表7**）、更生医療、育成医療
- **精神通院医療の支給対象**：**外来通院、投薬、訪問看護、精神科デイケア**など（対象外のもの：入院費、医療機関以外でのカウンセリング、精神疾患・精神障害と関係のない疾患の医療費）。

表7	精神通院医療の対象者
対象者	・何らかの**精神疾患（てんかんを含む）により通院による精神医療を続ける必要がある**状態の人
自己負担	・自立支援医療制度での自己負担は原則**1割**であり、世帯の所得水準に応じて、1か月あたりの負担上限額が設定される（**表8**）。 ・医療費が高額な治療を長期間にわたり続けなければならない人（「重度かつ継続」と呼ぶ）は1か月あたりの負担限度額が定められている。 ※【世帯の範囲】は、住民票上の家族ではなく、同じ医療保険に加入している家族を同一世帯とする。

表8　自立支援医療における患者負担の基本的な枠組み

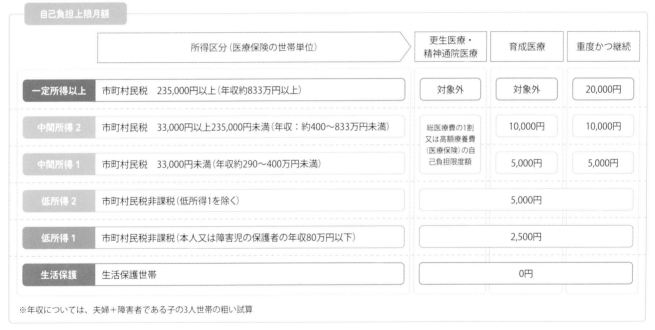

自己負担上限月額

所得区分（医療保険の世帯単位）		更生医療・精神通院医療	育成医療	重度かつ継続
一定所得以上	市町村民税　235,000円以上（年収約833万円以上）	対象外	対象外	20,000円
中間所得2	市町村民税　33,000円以上235,000円未満（年収：約400～833万円未満）	総医療費の1割又は高額療養費（医療保険）の自己負担限度額	10,000円	10,000円
中間所得1	市町村民税　33,000円未満（年収約290～400万円未満）		5,000円	5,000円
低所得2	市町村民税非課税（低所得1を除く）	5,000円		
低所得1	市町村民税非課税（本人又は障害児の保護者の年収80万円以下）	2,500円		
生活保護	生活保護世帯	0円		

※年収については、夫婦＋障害者である子の3人世帯の粗い試算

- 一定以上の所得のある人（一定所得以上、中間所得2、中間所得1）は以下のいずれかに該当する場合、「重度かつ継続」に認定され、月あたりの負担額に上限が設定される。
❶高額な医療費負担が多数該当
　・過去12か月の間に高額療養費が4回以上支給されている。
❷精神疾患・症状が該当
　・症状性を含む器質性精神障害（高次脳機能障害、認知症 等）
　・精神作用物質使用による精神および行動の障害（アルコール依存症、薬物依存症 等）
　・統合失調症、統合失調症型障害および妄想性障害
　・気分障害（うつ病、躁うつ病 等）
　・てんかん
　・3年以上精神医療を経験している医師から、情動および行動の障害または不安および不穏状態を示すことから入院によらない計画的かつ集中的な精神医療（状態の維持、悪化予防のための医療を含む）が続けて必要であると判断された場合

厚生労働省：自立支援医療における患者負担の基本的な枠組み. を参考に作成　https://www.mhlw.go.jp/content/000885754.pdf（2024/2/26アクセス）

自立支援医療費の受給手続き

- 自立支援医療費の申請は、**居住地の市町村**の障害福祉担当窓口に、申請書類を提出する。申請が認められると、**自立支援医療受給者証**が交付される。
- 自立支援医療を受けるときには、そのつど、交付された自立支援医療受給者証と、**自己負担上限額管理票**を医療機関に提示する。
- **受給者証**：有効期間は**1年**で毎年更新が必要になる。継続して支給を希望する場合は、有効期間終了の3か月前から更新申請の手続きができる。

高額療養費制度

- 高額療養費制度は、入院や外来治療などでかかった医療費が高額になった場合、**自己負担限度額を上回った金額**について、加入している医療保険から後日払い戻される制度である。自己負担限度額は年齢（70歳以上かどうか）や所得によって異なる。

都道府県の心身障害者医療費助成制度

- 心身に重度の障害がある人に医療費の助成を行う制度である。対象となる障害の程度や助成内容は各自治体によって異なる。

障害年金

- 医療保険の傷病手当金を受けている人や病気・けがで療養中の人が、**障害年金**の等級に該当する場合は、国民年金・厚生年金保険の障害年金を受給できる（**表9**）。
- **障害年金を受けるための3つの条件**：❶初診日に被保険者であること、❷保険料の納付要件を満たしていること（20歳前の者は除く）、❸一定の障害状態にあること
- **障害年金の相談先**：市町村の年金窓口、医療機関のソーシャルワーカー、年金事務所もしくは年金相談センター

表9　障害年金の種類

種類	初診日に加入していた年金制度	申請窓口	等級（障害の程度）※
障害基礎年金	国民年金 （20歳前、第1号被保険者期間）	住所地の 市町村役場	1級、2級
	国民年金 （第3号被保険者期間）	年金事務所 年金相談センター	
障害厚生年金	厚生年金 （第2号被保険者期間）	年金事務所 年金相談センター	1級、2級、3級

※等級は障害の程度に応じて重度ものから1級・2級・3級となる。
厚生労働省：障害年金のご案内. を参考に作成　https://www.mhlw.go.jp/content/12500000/000925055.pdf（2024/2/26アクセス）

精神障害者保健福祉手帳

- 平成7年(1995年)に**精神障害者保健福祉手帳**の制度が創設された。**下表**のとおり精神障害をもつ人に対して**自立と社会参加の促進**を図ることを目的に交付されている。

- 精神障害者保健福祉手帳の等級は、障害の程度に応じて重度のものから1級、2級、3級であり、受けられるサービスは異なる(**表10・11**)。

メリット	● 手帳を取得すると、税法上の優遇措置や各種サービスが受けやすくなる。 ● 障害者雇用の対象として、企業での雇用率の算定対象となる。
対象者	● 精神障害者福祉手帳は、精神科の病気(知的障害を除く)のため日常生活や社会生活にハンディキャップがある人で、手帳の交付を希望する人に交付される。 ● 入院や在宅による区別や年齢による制限はない。ただし、申請には初診日から6か月以上経過していることが必要となる。
申請・交付の窓口	● 手帳の申請、交付の窓口は居住地の市町村であり、申請書は市町村の障害福祉の窓口または主な精神科医療機関にある。
申請に必要なもの (❶❷はどちらかの用意が必要)	❶**医師の診断書**：精神障害者保健福祉手帳用の診断書で、初診日から6か月以上経過した時点のもの。診断書の有効期限は申請日より3か月以内。 ❷**障害年金証書の写しなど**：精神の障害を理由とした「年金証書の写し」または「年金裁定通知書」を添える場合は、直近の「年金振込通知書」または「年金支払通知書」が必要となる。 ❸**写真**(縦4cm×横3cm)1年以内に撮影したもの：自立支援医療と同時申請の場合はそれぞれに申請書を提出。診断書は手帳申請用の診断書1枚で兼用できる。手帳は2年ごと、自立支援医療は1年ごととそれぞれ有効期間が異なるので、更新時期については注意が必要である。

表10 精神障害者保健福祉手帳の等級と障害の状態

等級	障害の状態
1級	精神障害をもつ本人だけでは日常生活の用を処理することが難しい、常時援助を必要とする状態
2級	日常生活を送るうえで、必ずしも常時援助が必要ということではないが、自発的で適切な行動はとりにくいときがある。食事や身だしなみなど日常生活上の助言を必要とする状態
3級	日常的な家事、対人関係づくり、社会的手続きや社会資源の利用など、十分とはいえないものの、おおむね問題なく障害者本人が1人でできる状態

表11 精神障害者保健福祉手帳で受けられる福祉サービス

全国一律に行われているサービス	
公共料金などの割引	● NHK受信料の減免
税金の控除・減免	● 所得税および住民税の控除・減免 ● 相続税の控除 ● 自動車税・自動車取得税の軽減(手帳1級の場合)
その他	● 生活福祉資金の貸付 ● 手帳所持者を事業者が雇用した際の障害者雇用率へのカウント ● 障害者職場適応訓練の実施
地域・事業者によって行われていることがあるサービス	
公共料金などの割引	● 鉄道、バス、タクシーなどの運賃割引 ● 携帯電話料金の割引 ● 上下水道料金の割引 ● 心身障害者医療費助成 ● 公共施設の入場料等の割引
手当の支給など	● 福祉手当 ● 通所交通費の助成 ● 軽自動車税の減免
その他	● 公営住宅の優先入居

精神障害者保健福祉手帳と障害年金は別制度になります。手帳の等級と年金の等級は別判定ですので間違えないようにしましょう。

精神科訪問看護

精神科訪問看護の役割

- 精神科訪問看護の役割は、精神科の病気や障害をもった人が、自分自身が住みたい町で安心感や困りごとを解決しながらその人らしく自尊心をもって自立した生活ができるように、生活の場に出向きケアを提供することである。

> **地域で自立した生活を送るとは**
> - 自己決定に基づいて主体的な生活を営むこと
> - 障害をもっていても、その能力を活用して社会活動に参加すること

- 平成16年(2004年)に示された精神保健医療福祉の改革ビジョンのなかで「入院医療中心から地域生活中心へ」といった基本理念が打ち出され、地域における訪問看護ステーションの役割が重要視された。その理念を反映した精神科訪問看護の目的は**表12**のとおりである。

- 訪問看護ステーションは年々増加しており、入院治療を終えて退院した利用者や、疾患を抱えながら地域で生活する利用者に対し、看護師は信頼関係を築きながら家庭の状況や地域の状況も含めて利用者の生活を支援する。

表12　精神科訪問看護の目的

- 長期入院患者の退院促進と再入院の予防
- 地域生活を支えるために在宅医療の充実を図る
- 引きこもりになって何年も暮らしている精神障害者、精神疾患があるために就労や就学できない人とその家族のサポート
- 多職種連携のもとで障害福祉サービスや相談機関との連携を図り、リカバリーをめざす

訪問看護ステーションの運営

- 訪問看護ステーションを運営するためには、**常勤の看護師または保健師**が管理者となり、常勤換算で**2.5人**の看護師が必要と定められている。
- 精神科訪問看護師になるために必要な資格は**表13**のとおりである。

表13　精神科訪問看護師になるための必要資格

保健師・看護師・准看護師・作業療法士の資格をもつ者
精神疾患を有する者に対する訪問看護の経験を1年以上有する者
精神保健福祉センターまたは保健所などにおける精神保健に関する業務の経験を1年以上有する者
国、都道府県または医療関係団体などが主催する精神科訪問看護に関する研修を修了している者
精神科を標榜する保険医療機関における精神病棟または精神科外来の勤務経験を1年以上

精神科訪問看護の利用

- 精神科訪問看護の利用者や家族は、医療者からの勧めやインターネット情報から訪問看護を利用することが多い。
- 精神科訪問看護の対象は**精神疾患を有する者またはその家族**であり、主治医(精神科を標榜する保険医療機関において精神科を担当する医師)から交付を受けた**精神科訪問看護指示書**に基づき実施する。指示書を出すにあたっては利用者の同意が必要であり、双方の同意のもとに行われる(P.140**図7**)。
- **統合失調症、気分(感情)障害、発達障害、知的障害、不安障害、適応障害、パニック障害、摂食障害、アル**コール依存症などが主たる疾患であり、P.140**表14**の状態に対しての支援を行う。

- 利用にあたっては**自立支援医療**など公費医療制度を活用して、利用者の経済的負担を軽減することができる。
- 開始にあたり利用者や家族の希望をしっかりと聞き取りアセスメントをしたうえで、今後の訪問看護の内容を話し合っておくことが重要となる。また、医師や医療機関の看護師に加えて地域の支援者とも退院時に協働して方針を考えていく。

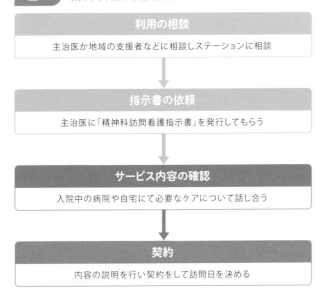

図7 精神科訪問看護利用までの流れ

利用の相談
主治医か地域の支援者などに相談しステーションに相談

↓

指示書の依頼
主治医に「精神科訪問看護指示書」を発行してもらう

↓

サービス内容の確認
入院中の病院や自宅にて必要なケアについて話し合う

↓

契約
内容の説明を行い契約をして訪問日を決める

表14 精神科訪問看護の対象となる状態

- 症状により生活が不自由になっている
- 病気や症状を知って対処したい
- 薬の管理が困難
- 生活リズムを整えたい
- 人とのかかわりがうまくできない
- コミュニケーションが苦手
- 働きたい、学びたい
- 家族が本人の対応方法に悩む

精神科訪問看護で行う支援

● 精神科訪問看護においては、病状不安定で通院や治療の継続困難に陥りやすい利用者を対象にしているという特徴から、利用者のアセスメントが大切である（**表15**）。

● 精神科訪問看護の実際の支援においては、訪問看護師は精神症状に配慮しつつ、生活技能の維持や拡大を進めていく（**表16**）。精神症状の悪化や増悪を防ぐために、**症状のモニタリング、症状悪化のサインがある際の対処方法**をいっしょに考えてリカバリーをめざす。

● 地域の施設や関連職種との連携が重要であり、精神疾患に関する知識、医療・福祉・地域資源の理解が必要である。

● 精神科訪問看護において提供しているケア内容は、令和4年度に実施した「在宅医療、在宅歯科医療、在宅訪問薬剤管理及び訪問看護の実施状況調査報告書（案）」によると、一番多いものから、❶家族への支援・指導、❷心理的支援、❸服薬援助、❹リハビリテーションであった。

表15 精神科訪問看護におけるアセスメントの内容

- **患者―看護師関係の構築**に努め、訪問看護導入時に**利用者の意向やニーズ**、訪問看護の目的、看護師の担う役割をしっかりと話し合っておく
- ❶基本的情報、❷病気の受け止めや治療経過・治療内容、❸生活・生育・発達状況、❹現在と過去のセルフケア状況、❺短期的・長期的な本人や家族の希望や期待、といった情報を統合する。
- 利用者の幻覚や妄想、不安、うつ状態や躁状態などによって関係性が変動することがあり、**精神症状のアセスメント**や**拒否をされたときの対応、危機介入**についての知識や技術も必要となる
- 精神症状は**利用者を取り巻く生活環境や家族関係、経済状況、対人関係やライフイベントの影響**を受けやすく、精神的な不調につながることもあるため、精神症状だけでなく**心理社会的背景を含めた包括的なアセスメントと支援**が必須となる

表16 精神科訪問看護の支援内容

- ❶精神症状の観察
- ❷心理的支援、対象者のエンパワメント
- ❸服薬支援・管理
- ❹家族支援・関係の調整
- ❺精神症状の悪化や増悪予防
- ❻日常生活の維持／生活技能の獲得・拡大
- ❼対人関係の維持・構築
- ❽身体症状の発症や進行を防ぐ
- ❻関係者とのケアの連携・調整
- ❼社会資源の活用
- ❽就労や就学のための支援

精神科訪問看護の質的向上に向けての見直し

● 令和2年（2020年）の診療報酬改定において、精神障害者への適切かつ効果的な訪問看護の提供を推進していくという目的で、利用者の状態把握を行うことが可能となるよう、精神科訪問看護基本療養費、精神科訪問看護・指導料および複数名精神科訪問看護加算について見直しが行われた（**表17**）。

表17	質的向上に向けての見直しポイント（令和2年度改定）

● 精神科訪問看護基本療養費および精神科訪問看護・指導料について、訪問看護記録書、訪問看護報告書および訪問看護療養費明細書へのGAF*尺度*により判定した値の記載を要件とする。
● 複数名精神科訪問看護加算について、精神科訪問看護指示書への必要性の記載方法を見直す。
● 精神科訪問看護・指導料について、訪問した職種がわかるよう見直す。

※**GAF尺度**：機能の全体的評定。心理的・社会的・職業的機能を1〜100の数値で評価するスケールのこと。

覚えておきたい！ 精神看護に関係する法制度、社会資源

〈略語〉
＊【GAF】Global Assessment of Functioning

〈参考文献〉
1. 厚生労働省：障害者総合支援法における就労系障害福祉サービス.
   https://www.mhlw.go.jp/content/12200000/000571840.pdf.（2023/8/31アクセス）
2. 厚生労働省：精神科デイ・ケア等について.
   https://www.mhlw.go.jp/shingi/2009/06/dl/s0604-7b.pdf.（2023/8/31アクセス）
3. 厚生労働省：障害者雇用促進法の概要.
   https://www.mhlw.go.jp/stf/seisakunitsuite/bunya/koyou_roudou/koyou/shougaishakoyou/03.html.（2023/8/31アクセス）
4. 厚生労働省：障害者雇用のご案内.
   https://www.mhlw.go.jp/content/000767582.pdf.（2023/8/31アクセス）
5. 厚生労働省：令和4年障害者雇用促進法の改正等について.
   https://www.mhlw.go.jp/stf/seisakunitsuite/bunya/0000077386_00019.html（2023/8/31アクセス）
6. 厚生労働省：法定後見制度とは（手続の流れ、費用）.
   https://guardianship.mhlw.go.jp/personal/type/legal_guardianship/（2023/8/31アクセス）
7. 法務省民事局：いざという時のために知って安心 成年後見制度 成年後見登記制度.
   https://www.moj.go.jp/content/001312918.pdf（2023/8/31アクセス）
8. 増田雅暢，島田美喜，平野かよ子 編：社会福祉と社会保障. メディカ出版，大阪，2021：130-132.
9. 国立精神・神経医療研究センター 精神保健研究所：こころの情報サイト.
   https://kokoro.ncnp.go.jp/（2023/8/31アクセス）
10. 厚生労働省：自立支援医療.
    https://www.mhlw.go.jp/stf/seisakunitsuite/bunya/hukushi_kaigo/shougaishahukushi/jiritsu/index.html（2023/8/31アクセス）
11. 吉松和哉，小泉典章，川野雅資 編：精神看護学Ⅰ 精神保健学 第6版. ヌーヴェルヒロカワ，東京，2015：181，184-185.
12. 今後の精神保健医療福祉のあり方等に関する検討会：精神保健医療福祉の更なる改革に向けて（平成21年9月24日）概要（図）.
    https://www.mhlw.go.jp/shingi/2009/09/dl/s0924-2c.pdf（2023/8/31アクセス）
13. 萱間真美，寺田悦子 編著，日本訪問看護財団 監修：Q&Aと事例でわかる訪問看護 精神科訪問看護. 中央法規出版，東京，2015.
14. 相澤和美，佐藤登代子，千葉信子 編著：精神科訪問看護はじめてBOOK. 精神看護出版，東京，2010.
15. 厚生労働省：令和4年度診療報酬改定の結果検証に係る特別調査（令和4年度）の報告案について「在宅医療、在宅歯科医療、在宅訪問薬剤管理及び訪問看護の実施状況調査報告書（案）」.
    https://www.mhlw.go.jp/content/12404000/001075465.pdf（2024/2/26アクセス）

精神看護で用いるセルフケア理論

オレム−アンダーウッド理論

● セルフケアの理論は、**ドロセア・オレム**（Dorothea E.Orem）によって一般看護理論「セルフケア不足看護理論」として発表され、看護を実践的に導く考えかたとして広く活用されている。その後1984年に、オレムのセルフケア不足看護理論を精神看護の実践に適用しやすい型に**アンダーウッド**（Patricia R.Underwood）が修正したモデルが日本にも紹介された。これを「**オレム−アンダーウッド理論**」あるいは「**セルフケア看護モデル**」と呼ぶ。

● オレムの「セルフケア不足看護理論」は、**セルフケア理論**、**セルフケア不足理論**、**看護システム理論**の3つから構成され（**図1**）、**セルフケア**とは、「個人が生命、健康、および安寧（あんねい）を維持するために自分自身で開始し、遂行する諸活動の実践である」[1]と定義している。

● オレムはセルフケアという観点から看護とは何かを説明しており、自らの健康を主体的に回復・維持・増進し、疾病を予防していくという「セルフケア」を理論の中心にすることによって、患者をより積極的な存在ととらえ、看護がいつ必要なのかを明確にした。さらに患者と看護師の相互行為をシステムとみなした看護システム理論も非常に重要である。

図1　オレム看護理論の理論構成

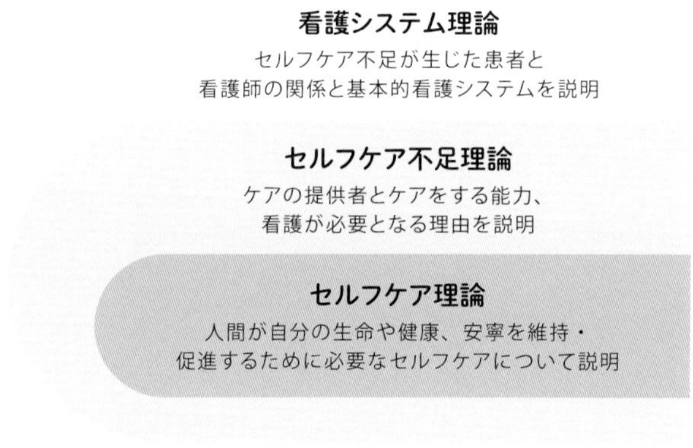

看護システム理論
セルフケア不足が生じた患者と
看護師の関係と基本的看護システムを説明

セルフケア不足理論
ケアの提供者とケアをする能力、
看護が必要となる理由を説明

セルフケア理論
人間が自分の生命や健康、安寧を維持・
促進するために必要なセルフケアについて説明

ドロセア・E.オレム 著，小野寺杜紀 訳：オレム看護論 看護実践における基本概念 第4版. 医学書院，東京，2005：133. より引用

セルフケア理論

● セルフケア理論は、セルフケアとは何か、その目的、成果を記述したもので、オレム看護理論の中核をなすものである。

● 人間は、自分の生命や健康、安寧を維持していくための**欲求（ニーズ）**を必ずもっている。オレムはこれを**セルフケア要件（セルフケア・デマンド）**と呼んでいる。

● セルフケア要件には、**普遍的セルフケア要件**、**発達的セルフケア要件**、**健康逸脱に対するセルフケア要件**の3つがある。これらの要件を満たすことが、人間の生命を維持し、人間の構造や機能の正常性を促進し、その人の潜在能力を活性化し、損傷や疾病を予防し、安寧を促進するとしている。

● **普遍的セルフケア要件**：すべての年齢と性別の人間に共通して必要とされる基本的なもの、基本的条件づけ要因（P.144）などによって変化する。

● **発達的セルフケア要件**：人間の成長や発達に関して必要とされるもの。

● **健康逸脱に対するセルフケア要件**：身体や精神の疾患に関係して起こることや、その治療などによって必要となってくる。

普遍的セルフケア要件

- 普遍的セルフケア要件は、**人間が日常生活を送っていくうえで直接的に必要なもの**で、バランスの取れた空気、水、食物の摂取、排泄、バランスの取れた活動と休息、孤独とつきあい、体温と個人衛生というような、人生のあらゆる段階のすべての人間に、共通に内在するものをいう。
- 人間には、普遍的に必要なセルフケア要件であり、普遍的セルフケア要件がないと人間は健康や安寧が維持できない。オレムは、8つの普遍的セルフケア要件

としたが、アンダーウッドは精神科の患者に適応する際に6つとした（**表1**）。

- アンダーウッドは精神看護の実践を考えるうえで、**体温**と**個人衛生**が非常に重要だと考え、オレムの提示した要件に追加した。また、オレムの危険の予防や正常性の要件は精神科においてどの要素にも含まれると考えた。さらに安全を保つ能力は、精神科において重要な**自傷行為**や**暴力**などの他害行為を含む（**表2**）。

表1 オレムとアンダーウッドの普遍的セルフケア要件

オレムによる普遍的セルフケア要件	アンダーウッドによる普遍的セルフケア要件
1）十分な空気摂取の維持 2）十分な水分摂取の維持 3）十分な食物摂取の維持 4）排泄過程と排泄物に関するケアの提供 5）活動と休息のバランスの維持 6）孤独と社会的相互作用のバランスの維持 7）人間の生命、機能、安寧に対する危険の予防 8）正常性	1）十分な質と量の空気と水と食物 2）排泄、同時に適切なケアができること 3）体温が正常に保てること、個人衛生が保てること 4）活動と休息のバランスが維持できること 5）孤独（ひきこもり）と（社会との）つきあいのバランスが保てること 6）安全を保つ能力

萱間真美, 野田文隆 編：精神看護学 こころ・からだ・かかわりのプラクティス. 南江堂, 東京, 2010：138. より引用

表2 アンダーウッドの普遍的セルフケア要件

空気・水・食物	● 呼吸状態や、水分、食事の摂取に関すること（どの程度、自分で関心をもって準備や片づけをできるのかということも含む）
排泄	● 排尿、排便の量や回数、また排泄行為を、どの程度自分でできるのかに関すること（女性の場合、生理に関することも含む）
体温と個人衛生	● 体温を正常に保つことができているか、また身だしなみや部屋の整頓がどの程度できているのかなど
活動と休息のバランス	● 日々の活動の程度と休息のバランスに関すること、休息は睡眠だけに限らない
孤独とつきあいのバランス	● 他者との交流に関すること、その人なりの人とのつきあい方
安全を保つ能力	● 自傷行為や他害などの行為や衝動性に関すること（時に、これらの行為をコントロールするための服薬行動についてもここに含む場合がある）

萱間真美, 野田文隆 編：精神看護学 こころ・からだ・かかわりのプラクティス. 南江堂, 東京, 2010：139. より引用

発達的セルフケア要件

- **人間の成長・発達過程、ライフサイクルのさまざまな段階**で生じる状態やできごとおよび発達を阻害するできごとに関連して生じるセルフケア要件である。
- 人間の発達は個人にとって決定的な要因であり、人生のある段階において、ある特定の問題に対応しなければならない状況が生じる。
- 例えば、老化が始まると、その人はライフスタイルを変えていく。そのときに修正されるような事柄に関連するものが、発達的セルフケアの意味するところである。

健康逸脱に対するセルフケア要件

- 遺伝的・体質的欠損や構造的機能的逸脱とその影響、および医学的診断や治療とその影響に関連して起こるセルフケア要件である。つまり**病気などによってセルフケア欠如が生じたときに、それを補償するよ**うなセルフケアをいう。
- 例えば、病気になったときに栄養や水分、空気の摂取量に関する普遍的セルフケア要件を調整したり、適切な栄養や水分量の確保を学習することである。

基本的条件づけ要因

- アンダーウッドは、精神看護においては普遍的セルフケア要件が特に重要で、発達的セルフケア要件と健康逸脱に対するセルフケア要件は、普遍的セルフケア要素や基本的条件づけの要素(基本的条件づけ要因)に含まれるとした。
- **基本的条件づけ要因**：セルフケア実施能力に影響を及ぼす、もしくは必要なセルフケアの種類と量に影響を及ぼす内的・外的要因のこと。「年齢・性・発達状態・健康状態・社会文化的思考・診断や治療家族システム要因・生活パターン・環境要因・資源」を指す。

セルフケア不足理論

- セルフケア不足理論は、**看護が必要になるのはどういうときか**を説明するものである。
- オレムはセルフケア不足理論において、「セルフケア・エージェンシー」と「セルフケア・デマンド」に着目し、オレムはセルフケアのアセスメントに必要なバランスを概念枠組みで説明した(**図2**)。
- 患者の「**セルフケア・デマンド(ケアニード)**」が「**セルフケア・エージェンシー(患者)**」を上回ったときにセルフケア不足が生じ、そこには看護が必要になる。また同様にセルフケア不足が予測されたときにも看護が必要になる。

図2　看護の概念枠組み

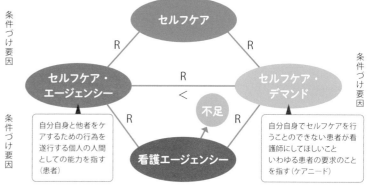

R＝関係，＜＝現在あるいは予測される不足関係(必要と充足のバランスのくずれの関係)

ドロセア・E.オレム 著，小野寺杜紀 訳：オレム看護論 看護実践における基本概念 第4版. 医学書院, 東京, 2005：449. より引用し一部改変

看護システム理論

- 看護システム理論は、セルフケア不足が生じている患者と看護師がどのような対人相互関係をもち、技術を用いて、セルフケアの不足と患者がもつ力に見合った形で援助を提供するかを説明するものである。
- オレムは、患者の行動や患者と看護師の相互行為を"システム"と見なし、看護システム理論として、患者のセルフケア能力に応じた看護師のかかわりの度合いをタイプで示した。
- 看護システムのタイプは、全代償システム、一部代償システム、支持・教育システムの3種類があり、**必要なセルフケアを誰がどのくらい行うことができるのか、看護はどの程度援助を提供するのか**を示す。この3つのシステムを基本的看護システムと呼ぶ（**表3**）。

- **全代償システム**：病状によって自分のセルフケア要件をまったく満たせないときに看護師は、患者のセルフケアを全面的に援助する全代償システム
- **一部代償システム**：一部は自分で満たすことができ、患者がセルフケアできない部分を、看護師が援助する一部代償システム
- **支持・教育システム**：ほとんど自分でできるが、治療や病気、症状によって新しいセルフケアの獲得が必要なため、精神的支援や新しい知識、技術の提供が必要な支持・教育システム

表3 基本的看護システム

看護システム	セルフケアの促進・遂行	患者の行為	看護師の行為
全代償システム	患者の治療的セルフケアを達成する		○
	セルフケア実施にあたってできないことを補う		○
	患者を支持し、保護する		○
一部代償システム	患者のためにいくつかのセルフケア方策を遂行する		○
	患者のセルフケア制限を補う		○
	必要に応じて患者を支援する		○
	いくつかのセルフケア方策を遂行する	○	
	セルフケア・エージェンシーを調整する	○	○
	看護師からのケアと支援を受容する	○	
支持・教育システム	セルフケアを達成する	○	
	セルフケア・エージェンシーの行使と開発を調整する	○	○

ドロセア・E.オレム 著, 小野寺杜紀 訳：オレム看護論 看護実践における基本概念 第4版. 医学書院, 東京, 2005：321. より引用

〈引用文献〉
 1. Underwood P.R.：セルフ・ケア理論の活用 医療チームにおける看護独自の役割. ナースステーション1985；15(2)：114-146.

〈参考文献〉
 1. 野嶋佐由美 監修, 粕田孝行, 宇佐美しおり他 著：セルフケア看護アプローチ 理と実践―そして創造 第2版. 日総研出版, 名古屋, 2000.
 2. ドロセア・E.オレム 著, 小野寺杜紀 訳：オレム看護論 看護実践における基本概念 第4版. 医学書院, 東京, 2005.
 3. 南裕子 他 監修, 粕田孝行 編：セルフケア概念と看護実践 Dr.P.R.Underwoodの視点から. へるす出版, 東京, 1987.

実習の振り返り方法

プロセスレコード

● 自己の振り返りの方法は、音声や映像を記録し活用するなどのさまざまな方法があるが、**プロセスレコードによる振り返り**がよく行われる。

● プロセスレコードは、**看護師が対象者とのかかわりを記録し、対象者との関係を客観視する**ための方法の1つである。実習中に患者との関係を客観的に振り返る方法としても活用されている。

● 川野によると、プロセスレコードを記録し検討する意義は、右記の3点であると述べている[1]。

● 看護教育の場面でプロセスレコードとして記載する用紙は、「場面および場面選択の理由」「患者の言動」「患者の言動から私が感じたこと・思ったこと」、「私の言動」、「考察」、「自己評価」(理論により記載する内容が異なる)で構成されていることが多い(**図1**)。

---

❶ 対象者との接しかた、考えかたなど看護における基本的態度を育成する。

❷ 自己のもつ問題点を明確にするなど、自己成長のきっかけになる。

❸ 患者−看護師関係に関する研究をする際のデータとなる。

ロールプレイング

● ロールプレイングとは、ある役割を演じることであり、自己の振り返りに有効な方法である。

● 患者役は演じていて感じたこと考えたことを率直に表現する。特に**看護師役のどの言動に反応したか、という振り返り**が有効である。看護師役を演じていたときに生じた感情と考えを想起し表現する。

事例検討

● 外口は看護師が自己を高めていく方法論として、**事例検討**を推奨している[2]。

● 事例検討により、**自分自身がどういう看護をしていた**のか、あるいは、**どういう方向性をもってケアにあたろうとしていたのか**ということを、提供された場面の事例のなかから掘り下げて理解することができる。

図1　プロセスレコードの記載用紙と記載のポイント

場面： 場面を選択した理由：❶			
❷　患者の言動	❸　私の感じたこと・思ったこと	❹　私の言動	❺　考　察
自己評価：❻			

〈プロセスレコード記載のポイント〉

❶場面を選択した理由

場面の概略に加え、「**なぜ、その場面を取り上げたのか**」を端的に説明する。多くの場合、実習生が患者とのかかわりかたが気になった、あるいは確認したい場面である。

❷患者の言動

言葉の内容はもちろん、観察した患者の表情、姿勢、言葉の速さや声の大きさなども含める。**言葉に込めた患者の思いや、言葉にならない患者の気持ちに着目する**ことが可能になる。

❸私の感じたこと・思ったこと

対象者の状態をアセスメントしたり、考えたりしたことを記載するのではなく、あくまでもその**言動から自分が感じたこと、思ったことを記載する**ようにする。

❹私の言動

対象者の言動同様、**言葉だけでなく表情や仕草、**視線をどのように向けたのかなどできるだけ具体的に記載する。

❺考察

考察は**自分の態度・行動の反省や気づき**を記載する。具体的には、患者の言動をきちんと捉えられていたか、患者の気持ちを感じ取れていたか、自分の思いや感じを表現するのに適切な言動であったか、自分の言動の意図は明確であったかなどを記載する。

❻自己評価

コミュニケーション場面全体をみて自分のコミュニケーションのとりかた、**対人関係のプロセス**はどのようなものであったかを評価する。また**自己のコミュニケーションの特徴や課題**についても記載する。さらにこの場面をプロセスレコードとして記載し、分析することで、どのような気づきを得たか、どんなことを感じたのかなどについても記載する。

〈引用文献〉
1．川野雅資 編：精神看護学II 精神臨床看護学 第6版．ヌーヴェルヒロカワ，東京，2015：22．
2．外口玉子 編著：問われ、問いつづける看護．星和書店，東京，1977．

せい しん かん ご
精神看護ぜんぶガイド

2024年4月10日　第1版第1刷発行　　編　著　片山　典子

発行者　有賀　洋文

発行所　株式会社　照林社

〒112-0002

東京都文京区小石川2丁目3-23

電話　03-3815-4921（編集）

　　　03-5689-7377（営業）

https://www.shorinsha.co.jp/

印刷所　大日本印刷株式会社